现代著名老中医名著重

潘澄濂医论集

浙江省中医研究所文献组　编

人民卫生出版社

图书在版编目（CIP）数据

潘澄濂医论集/浙江省中医研究所文献组编．—北京：人民卫生出版社，2006.12
（现代著名老中医名著重刊丛书　第三辑）
ISBN 978-7-117-08307-2

Ⅰ．潘…　Ⅱ．浙…　Ⅲ．医案—汇编—中国—现代
Ⅳ．R249.7

中国版本图书馆 CIP 数据核字（2006）第 146033 号

人卫智网	www.ipmph.com	医学教育、学术、考试、健康，购书智慧智能综合服务平台
人卫官网	www.pmph.com	人卫官方资讯发布平台

现代著名老中医名著重刊丛书
第三辑
潘澄濂医论集

编　　者：浙江省中医研究所文献组
出版发行：人民卫生出版社（中继线 010-59780011）
地　　址：北京市朝阳区潘家园南里 19 号
邮　　编：100021
E - mail：pmph @ pmph.com
购书热线：010-59787592　010-59787584　010-65264830
印　　刷：北京盛通数码印刷有限公司
经　　销：新华书店
开　　本：850×1168　1/32　　印张：5.5
字　　数：131 千字
版　　次：2006 年 12 月第 1 版　2025 年 1 月第 1 版第 3 次印刷
标准书号：ISBN 978-7-117-08307-2
定　　价：12.00 元

出版说明

自20世纪60年代开始，我社先后组织出版了一批著名老中医经验整理著作，包括医论医话等。半个世纪过去了，这批著作对我国近代中医学术的发展产生了积极的推动作用，整理出版著名老中医经验的重大意义正在日益彰显，这些著名老中医在我国近代中医发展史上占有重要地位。他们当中的代表如秦伯未、施今墨、蒲辅周等著名医家，既熟通旧学，又勤修新知；既提倡继承传统中医，又不排斥西医诊疗技术的应用，在中医学发展过程中起到了承前启后的作用。这批著作均成于他们的垂暮之年，有的甚至撰写于病榻之前，无论是亲自撰述，还是口传身授，或是其弟子整理，都集中反映了他们毕生所学和临床经验之精华，诸位名老中医不吝秘术、广求传播，所秉承的正是力求为民除瘼的一片赤诚之心。诸位先贤治学严谨，厚积薄发，所述医案，辨证明晰，治必效验，不仅具有很强的临床实用性，其中也不乏具有创造性的建树；医话著作则娓娓道来，深入浅出，是学习中医的难得佳作，为近世不可多得的传世之作。

由于原版书出版的时间已久，已很难见到，部分著作甚至已成为学习中医者的收藏珍品，为促进中医临床和中医学术水平的提高，我社决定将一批名医名著编为《现代著名老中医名著重刊丛书》分批出版，以飨读者。

第一辑收录 13 种名著：

《中医临证备要》　《施今墨临床经验集》
《蒲辅周医案》　《蒲辅周医疗经验》
《岳美中论医集》　《岳美中医案集》
《郭士魁临床经验选集——杂病证治》
《钱伯煊妇科医案》　《朱小南妇科经验选》
《赵心波儿科临床经验选编》　《赵锡武医疗经验》
《朱仁康临床经验集——皮肤外科》
《张赞臣临床经验选编》

第二辑收录 14 种名著：

《中医入门》　《章太炎医论》
《冉雪峰医案》　《菊人医话》
《赵炳南临床经验集》　《刘奉五妇科经验》
《关幼波临床经验选》　《女科证治》
《从病例谈辨证论治》　《读古医书随笔》
《金寿山医论选集》　《刘寿山正骨经验》
《韦文贵眼科临床经验选》　《陆瘦燕针灸论著医案选》

第三辑收录 20 种名著：

《内经类证》　《金子久专辑》
《清代名医医案精华》　《陈良夫专辑》
《清代名医医话精华》　《杨志一医论医案集》
《中医对几种急性传染病的辨证论治》
《赵绍琴临证 400 法》　《潘澄濂医论集》
《叶熙春专辑》　《范文甫专辑》

《临诊一得录》
《中医儿科临床浅解》
《金匮要略简释》
《温病纵横》
《针灸临床经验辑要》
《妇科知要》
《伤寒挈要》
《金匮要略浅述》
《临证会要》

这批名著原于20世纪60年代前后至80年代初在我社出版，自发行以来一直受到读者的广泛欢迎，其中多数品种的发行量都达到了数十万册，在中医界产生了很大的影响，对提高中医临床水平和中医事业的发展起到了极大的推动作用。

为使读者能够原汁原味地阅读名老中医原著，我们在重刊时采取尽可能保持原书原貌的原则，主要修改了原著中疏漏的少量印制错误，规范了文字用法和体例层次，在版式上则按照现在读者的阅读习惯予以编排。此外，为不影响原书内容的准确性，避免因换算造成的人为错误，部分旧制的药名、病名、医学术语、计量单位、现已淘汰的检测项目与方法等均未改动，保留了原貌。对于犀角、虎骨等现已禁止使用的药品，本次重刊也未予改动，希冀读者在临证时使用相应的代用品。

人民卫生出版社
2006年11月

前言

我所所长、研究员潘澄濂老医师从事中医教学、医疗和科研工作五十余年，积有丰富的临床经验和理论知识。潘老医师在学术上，熟谙灵、素，精于伤寒、金匮，对温病学说造诣颇深，早年著《伤寒论新解》一书，刊行于世。并能博采诸家之长，融经方时方于一炉，而无门户之见。在治疗上长于内科，擅治急性传染病，对肝炎、肝硬化等病，尤有研究。潘老医师虽年近七旬，但仍手不释卷，好学不倦，善于吸取近代医学知识，热心中西医结合工作，积极传授经验。为了继承和总结名老中医的学术经验，我们在本所党支部的领导下，在潘老医师的直接指导下，以潘老医师历年来的论著、讲稿和平时学习笔记等为题材，整理了这本医论集，重点反映潘老医师的学术特长和临床经验，以供同志们参考。

参加本书整编的人员有盛增秀、凌天翼、张烨敏、施仁潮、陈勇毅、王英等同志。

限于我们的水平，加上对潘老医师的丰富经验领会不深，在整理选编过程中一定存在不少缺点，恳切期望同志们予以批评指正。

浙江省中医研究所文献组

一九七九年五月

目录

理论探讨

六经辨证的探讨

一、六经辨证学说的起源和发展

（一）张仲景六经辨证学说的来源

张仲景是东汉时代著名的医家。他所著的《伤寒杂病论》中的主要内容，就是系统地论述六经辨证和施治。到目前为止，临床医师还以他的学说作为典范。

张仲景创造六经辨证学说，虽是从临床实践中体验出来的，但不是仅凭经验，而是有他的理论依据。据《伤寒论》自序说："勤求古训，博采众方，撰用《素问》、《九卷》、《八十一难》、《阴阳大论》、《胎胪药录》"。这些古籍，可能就是张氏学说的根本依据。

按：《素问》，据宋代林亿等考证说："《素问》之名，起于何代？按《隋书·经籍志》始有《素问》之名；《甲乙经》序，晋皇甫谧之文，已云《素问》论病精辨；王叔和西晋人，撰《脉经》，云出《素问》、《针经》；汉张仲景撰《伤寒卒病论集》，云撰用《素问》。是则《素问》之名，著于隋志，上见于汉代也。自仲景以前，无文可见，莫得而知。据今世所存之书，则《素问》之名起汉世也。"《伤寒论》自序的《素问》，可能就是现存的《黄帝内经素问》。至于《九卷》的问题，林亿等也有了考证，他说："《素问》外九卷，汉张仲景及西晋王叔和《脉经》只为之《九卷》。皇甫士安名为《针经》，亦专名《九卷》。《隋书·经籍志》谓之《九灵》，王冰名为《灵枢》。"

又据唐代王焘引用《灵枢经》热病第十二、十三篇上所载的伤寒热病死候九种说是“《九卷》云”。这可能就是现存《黄帝内经·灵枢》。再一个推测，可能是《伤寒论》自序“素问”下面脱落“灵枢”二字，也未可知。

《八十一难》，据唐代杨玄操说：“《黄帝八十一难经》者，斯乃勃海秦越人之所作也。越人受长桑君之秘术，遂洞明医道，至能彻视脏腑，刳肠剔心，以其与轩辕时扁鹊相类，乃号之为扁鹊。”又据元代滑寿汇考说：“史记越人传载赵简子虢太子齐桓侯三疾之治，而无著《难经》之说。《隋书·经籍志》、《唐书·艺文志》，俱有秦越人《黄帝八十一难经》二卷之目。又唐诸王侍读张守节作《史记正义》，……传后全载四十二难与第一难、三十七难全文，由此，则知古传以为秦越人所作者，不诬也。”又据日本丹波元简《难经疏证》说：“《八十一难》之名，昉见于汉张仲景《伤寒论》自序，而梁阮孝绪《七录》有《黄帝众难经》之目，盖众乃八十一之谓。”仲景自序中的《八十一难》，可能就是梁《七录》的《黄帝众难经》，和现存的秦越人《难经》，名异实同的书籍。

《阴阳大论》，林亿等认为王冰所补入于《素问》里的天元纪大论、五运行大论、六微旨大论、至真要大论等七篇，疑是阴阳大论之文。日本名古屋玄医认为《素问》里的阴阳应象大论一篇，为《阴阳大论》。虽不能充分证明上列诸篇，即为《伤寒论》自序里所指的阴阳大论。但是中医的整个理论，是建立在阴阳和五行的朴素唯物论的基础上，全部《内经》，就是以此为中心思想指导，它是仲景六经辨证学说的重要依据和基本精神。

《胎胪药录》，可能是古代妇儿科书籍，据山田正珍氏说：“《太平御览》七百二十二引《张仲景方》序曰：卫汛好医术，少师仲景，有才识，撰《四逆三部厥经》及《妇人胎藏经》、《小儿颅囟方》三卷。由此考之，所谓胎颅，乃妇人小儿之义已。"《金匮要略》中有妇人病三篇，或许即导源于此。

《伤寒论》自序中所提出的诸书，不论其或存或佚，或书名更易，或卷帙互易，仲景是承袭了诸书的精神，加以推陈出新，著作《伤寒杂病论》。其理论体系，仍不离于朴素唯物的阴阳和五行学说的范畴，这是可以肯定的。所以丹波氏有这样的说法，他说："盖伤寒三阴三阳，乃原于素问、九卷，伤寒中风温病等之目，本于八十一难。"特别是《素问·热论篇》，是《伤寒论》六经辨证重要依据之一，为后世所公认，众所周知。

（二）三阴三阳命名的考证

三阴三阳及其分太少厥和阳明，是古代哲学上用以表达一岁之中，阴阳消长，寒暑互易的概括性名词。这从《灵枢经·阴阳系日月》就可以清楚地看出。如说："寅者，正月之生阳也，主左足之少阳；未者，六月，主右足之少阳；……"等等。特别是阳明，《内经》称它为"两阳合明"，厥阴为"两阴交尽"，以这些意义推测，是古人认识客观世界，特别是气候变化中的寒暑互易阴阳消长的规律，分手足三阴三阳，来表达一年中阴阳消长不同程度的标志，所以《素问·天元纪大论》说："阴阳之气，各有多少，故曰三阴三阳也。"周凤梧等语释说："正因为六气各有多少，才形成了三阴三阳之别。"这更明显说明，三阴三阳，开始时是以表达客观世界一切现象和事物变化规律上的标志，祖国医学同样采用了这些阴阳学说，不论对生理病理现象的解释，疾病证候归纳和分类，以及治疗法则等，都运用了阴阳学说的两种相反相成而又互相联系的概念，形成一套完整的理论体系，这与祖国医学很早就认为有机体和外界环境的统一性及机体完整性的概念是分不开的。

（三）三阴三阳在医学上的运用

上面已经提到过，三阴三阳是古代人民用以表达客观世界一切现象，和事物变化规律中阴阳盛衰的标志的概括性名词，特别是气候的变化。与此同时，祖国医学也采用这些朴素唯物论的阴阳学说，来解释或表达医学上有关各个方面的问题，从而构成一个完整的理论体系。所以一部《内经》里面，从论述人类形态开始，到疾病证候分类、治疗法则等等，无一不以阴阳（或三阴三阳）来解释或表达的。如论述人类形态方面，《灵枢经·通天》说："太阴之人，其状黮黮然黑色，念然下意，临临然长大，䐃然未偻，此太阴之人也。少阴之人，其状清然窃然，固以阴贼，立而躁崄，行而似伏，此少阴之人也。"这是将人们的活动形态而分为三阴三阳。

在论述人体气血正常数值方面，如《素问·血气形志篇》说："夫人之常数，太阳常多血少气，少阳常少血多气，阳明常多气多血，少阴常少血多气，厥阴常多血少气，太阴常多气少血，此天之常数。"（注：张介宾说："按两经言血气之数者凡三，各有不同，如五音五味篇，三阳经与此皆相同，三阴经与此皆相反，……又如九针论诸经与此皆同，惟太阴一经云多血少气，与此相反，须知《灵枢》多误，当以此篇为正"）这是以三阴三阳来表达气血之常数。

特别是《灵枢》对经络的命名，配以手足三阴三阳，并且还将经络和脏腑联系起来，而成为一套完整的经络脏腑学说。如《灵枢经·经脉》说："肺手太阴之脉，起于中焦，下络大肠，还循胃口，上膈属肺，从肺系横出腋下，下循臑内，行少阴心主之前，下肘中，循臂内上骨下廉，入寸口，上鱼，循鱼际，出大指之端；其支者，从腕后直出次指内廉，出其端。……大肠手阳明之脉，起于大指次指之端，循指上廉，出合谷两骨之间，上入两筋之中，循臂上廉，入肘外廉，上臑外前廉，上肩，出髃骨之前廉，上出于柱骨之会上，下入缺盆，络肺，下膈，属大肠。其支者，从缺盆上颈，贯颊，入下齿中，还出挟口，交人中，左之右，右之左，上挟鼻孔。……胃足阳明之脉，起于鼻，交頞中，旁纳太阳之脉，下循鼻外，入上齿中，还出挟口环唇，下交承浆，却循颐后下廉，出大迎，循颊车，上耳前，过客主人，循发际，至额颅；其支者，从大迎前下人迎，循喉咙，入缺盆，下膈，属胃，络脾；其直者，从缺盆下乳内廉，下挟脐，入气街中；其支者，起于胃口，下循腹里，下至气街中而合，以下髀关，抵伏兔，下膝膑中，下循胫外廉，下足跗，入中指内间；其支者，下廉三寸而别，下入中指外间；其支者，别跗上，入大指间，出其端。”等。这十二经脉是组成有机体的联络网，它使经络和脏腑联系起来发生相互的关系，所以经络的三阴三阳和脏腑的三阴三阳不仅命名相同，而且在机能上也是相一致的。因此，研究六经辨证，与十二经脉学说，是密切相关的。

再就疾病的病候分类来看，例如《素问》对热病症候，分属于三阴三阳，《素问·热论篇》说：“今夫热病者，皆伤寒之类也。”又说：“伤寒一日，巨阳受之，故头项痛，腰脊强；二日，阳明受之，阳明主肉，其脉侠鼻，络于目，故身热，目疼而鼻干，不得卧也；三日，少阳受之，少阳主胆，其脉循胁，络于耳，故胸胁痛而耳聋。三阳经络皆受其病，而末入于脏者，故可汗而已；四日，太阴受之，太阴脉布胃中，络于嗌，故腹满而嗌干；五日，少阴受之，少阴脉贯肾，络于肺，系舌本，故口燥，舌干而渴；六日，厥阴受之，厥阴脉循阴器而络于肝，故烦满而囊缩。”等等。这是六经证候分类的开端，是按三阴三阳所属的经脉而分。所描述的症候，是以六经的阳性和热性的症征为主，而整个疾病发生和发展过程中的各个阶段和各种不同属性的症候未能详述，所以它与《伤寒论》的六经辨证有些不同，但也有其共同之处。主要标志着机体机能的强和弱、寒和热、虚和实及其病位病情的表和里、浅和深、轻和重。《内经》还把其他疾病的证候，如疟疾、厥、痹等，无一不分属六经，这些分类法，可以说，都是仲景六经辨证学说的源泉，仲景六经辨证学说，是它的发展。

二、六经辨证学说的意义和作用

六经辨证，是用以将各种疾病过程中，从四诊所得的临床表现加以分析归纳，特别是选择比较突出的证候，而突出六个不同类型的基本证候（主证主脉），再结合其他一般症状和体征，借以辨别其表、里、寒、热、虚、实不同的属性，作为治疗依据的一种逻辑法。

各种疾病对机体所引起的反映，有因人、因时、因地等不同，故其所出现的症状和体征，在某些表现是共同，在另一表现上，就有各殊。六经辨证法，就是从这些各殊的症状和体征上，来辨别其不同的属性。譬如发热，是多种外感病的共有症状，在这个共有症状上，是很难辨别其属性，必须要参考精神状态、舌苔、脉象，及其他一些症状，才能作出结论。所以六经辨证，对疾病的各种临床表现，既要有分析，又要有归纳。这样方能确定其表、里、寒、热、虚、实的属性。

《伤寒论》说："病有发热恶寒者，发于阳也。无热恶寒者，发于阴也。"这是仲景举例以说明各种疾病的临床表现，有阳性症征和阴性症征的不同。阳性症征是正邪两气势均力敌的现象；阴性症征是正虚不能敌邪的现象。阳性症征和阴性症征（简称阴阳），是六经辨证大纲中的总纲，也就是说，阴阳是贯穿在表、里、寒、热、虚、实各纲中的一个总纲。

同一阳性症征和阴性症征里面，它所表现的寒热虚实，在程度上必有轻重的不等。因此，三阴三阳分为太少阳明和厥阴。这就是用以表达这六个不同类型的综合症征。其中寒热虚实的程度还有轻重不等的差异，所以古人用三阴三阳的命名来表达，而不以第一型第二型等数字来代替，它的涵义，是很深远。如果不理解这一点，对六经辨证运用三阴三阳的命名，可能会产生不正确的看法。

表里，是标志着病候的深浅；寒热，是象征着机体机能活动状态的兴奋和抑制；虚实，是表示正气和邪气作斗争的胜负。中医就是根据这些规律，来处理疾病，所以有同病异治、异病同治等多种方法。这些症状，哪些属表，哪些属里，哪些属寒，哪些属热等等，仲景在《伤寒论》里有了具体的论述，下面有专章讨论。

但是各种疾病在发生和发展过程中，它的临床表现，是不断地在演变着的。特别是外感六淫病（急性传染病），它的症候演变，虽则是有一定的规律，但六经证候，有合有并，有传有变，寒热虚实的属性，有相对的或交替的出现。因此，辨证方法，既要重视现实的客观证候，而又要了解既往的情况，这样才能正确地作出诊断，选择适应的方剂去治疗，和正确地推断疾病的预后。

六经证候，在《伤寒论》所论述的如“太阳之为病”、“阳明之为病”、“太阴之为病”、“少阴之为病”等，后代医家认为是“揭首”、“提纲”、“纲领”，总的说，是六经的基本证候。正如徐灵胎所说的：“仲景六经，各有提纲一条，犹大将建旗鼓，使人知所向，故必择本经至当之脉证标之，学者须从其提纲以审病之所在。”他们所谓“至当之脉证”，就是指这些必然出现，而且是特殊性的证候，如太阳病的脉浮，头项强痛，恶寒；阳明病的胃家实……等等，是六经辨证的主症主脉，因此，我们称它为基本证候。

但是与基本证候必须要相互参照的证候，是很复杂的。如太阳病若附加“脉缓、发热、汗出”的为中风；若附加“脉紧、发热、无汗”的为伤寒。如阳明病，发热、汗出、脉洪大、口烦渴、无大便不通及腹鞕满者，为经证；潮热、不大便、腹鞕满者，为府证。假使没有这些证候附加在基本证候上去，相互分析归纳，辨别表里寒热虚实，就有一定困难，因此称这些证候为附加证候。总的来说，基本证候和附加证候，必须要相互结合，特别是基本证候中的一个证候，是不可或缺，否则就不能成某经基本证候，例如恶寒头项强痛而脉反沉，就不成为太阳病了。是其中（不论基本证候或附加证候）假使有一个重要症状，如脉象、神识、舌苔等，若有变化，则其属性，可能就有不同，所以基本证候和附加证候，在辨证上有着同等的重要性。不过基本证候的掌握，认识它是属六经中的某一经，或某经和某经的合病或并病，初步可以做到心中有数。然必须要有附加证候的结合，才能分别寒热，审察虚实。所以六经证候分为这样两类不同性质的症状来论述，就是这个关系。

三、六经证候各论

（一）太阳病

1. 太阳病的基本证候

太阳病的基本证候，是“脉浮，头项强痛而恶寒。”这些证候，一般是在外感病的初期为多见。徐灵胎说：“脉浮、头项强痛、恶寒八字，为太阳一经受病之纲领，无论风、寒、温、热、疫疠、杂病，皆当仿此，以分经定证也。”这可以看出，一般外感病，不论是风或寒、温或热，其开始时，都可能表现这样的证候。所以称它为太阳病，其涵义就是有开始的意思，也就是外感之邪，侵害机体，其首先所出现的病变状态。

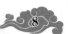

太阳病是机体那些方面受到病邪的影响或损害而发生的问题，历代注家各有不同的见解，兹择其有代表性者列下。

陆九芝说：“太阳之为病，寒水之气为病也。”

吴谦说：“太阳之为病，谓太阳膀胱经之所为病也。”

方有执说：“太阳者，……六经之首，主皮肤而统营卫，所以为受病之始也。”

以上吴氏主经络说，陆氏主气化说，方氏主皮肤而统营卫说。这三说虽各有其所见，而以发病的机制来看，三者各有牵连的关系，不能以一家之见说明问题，所以陈修园说：“太阳主人身最外一层，有经之为病，有气之为病。”这就将三个不同主张统为一体，而成为一个完整的见解。同时，后世不仅对太阳病如此，而对其他各经，也都有经络、气化等见解。

太阳病的脉浮，主要是由于外邪初干，正气充实，御邪于表，而现浮象。成无己说：“经曰：尺寸俱浮者，太阳受病。”滑伯仁说：“脉在肉上行，主表也。表即皮肤，营卫丽焉，故脉见尺寸俱浮，知为病在太阳之诊也。”王朴庄根据《千金翼》以“脉浮”另列一条，认为是仲景的原文，并注说：“浮者，表也。寒伤太阳，必由皮毛，俟其气内应于脉，始显浮象，知其始不遽浮也，又知其浮之必已发热也。”这都说明脉浮的现象，特别是王朴庄说明浮脉出现的过程关系到邪正斗争的过程，并说明浮脉与发热的关联，与我们临床经验的实际情况相同。

头项强痛，是由于外感之邪，感伤太阳之经而引起的。吴人驹说：“头为三阳之通位，项为太阳之专位，有所障碍，不得如常之柔和，是而强痛。”但是，头痛，由于各人体质有不同，敏感度有强弱，尤其是疾病的特性也有各殊。因此，其发作程度，有轻重之悬殊。不过同在三阳，均可发生不同程度的头痛，如以经络部位来分，痛在巅顶，牵引于项者，属太阳；痛在额角者，属少阳；其痛在额者，为阳明。这是根据经络的径路，而作为临床鉴别的依据。不过，个人临床经验，例如《金匮要略》的“痉病”，它的头项强痛，是一个主要症状。此外，如余师愚所称的“瘟疫”，亦有“头痛如劈”的症状，与其他风寒所感的，就大相迳庭。所以我认为头痛项强的程度，是因人因病而有差别。

恶寒，是太阳病重要症状之一，不论风寒或温热之邪，初感时，都可能发生。它的现象，成无己在《伤寒明理论》里面说得很清楚，他说：“恶寒者，风寒客于营卫之中也。惟其风寒客于营卫，则洒淅然恶寒也。惟其营卫之受风寒，则啬啬然不欲舒也。其恶寒者，非寒热之寒也，又非恶风也。且恶风者，见风至则恶矣。得以居密室之内，帏帐之中，则坦然自舒也。至于恶寒者，则不待风而寒，虽身大热而不欲去衣者是也。”从成氏之言，其将生理的恶寒和病理的恶寒，分得很显明，尤其是指出在太阳病恶寒的同时，必伴有发热，而不欲去衣，更有意义。

总之，构成太阳病，必须具备脉浮、恶寒、头项强痛。三者症状，不能缺一，否则就不能成为太阳病。

2. 太阳病的附加证候

太阳病在它的基本证候的基础上，如果根据《难经》“伤寒有五”的说法，则有太阳中风、太阳伤寒、太阳风温（包括风湿）、太阳湿病与太阳中暍之分。这些风、寒、温、湿、暑等，也都有它独特的表现，以资识别。

例如：“太阳病，发热、汗出、恶风、脉缓者，名为中风。”这就是在太阳病基本证候上，加以“发热、汗出、恶风、脉缓”等的证候，而名为“太阳中风”，我们称这些发热、汗出、脉缓为附加证，它与基本证候有差别，问题在于一个是特殊性（指附加证候），一个是普遍性（指基本证候）。

与太阳病基本证候同时而出现的“发热，或未发热，体痛，呕逆，无汗，脉紧”，那就是“太阳伤寒”。它与中风的不同点，在于太阳伤寒是脉浮紧，恶寒发热而无汗；太阳中风是脉浮缓，发热恶风寒而有汗，以此鉴别。

《伤寒论》还有“太阳病，发热而渴，不恶寒者，为温病。”根据上面叙述，恶寒是太阳病重要症状之一，既不恶寒，则不能认为是太阳病，而文献则又冠以“太阳病”三字，似有矛盾，其义很难理解。且古人于此，或仅以温与寒的性质来区别，或从发病的季节来划分，也有认为不恶寒、发热而渴就等于是阳明证。但是，温病，它的特征，是在发热和渴，与伤寒中风之有恶风寒的现象，确有不同。因而，这里的“太阳病”

三字，不是代表脉浮、头项强痛、恶寒等的证候，而是指出外感病的初起，由于机体体质的不同，有迅速从热化。所以一开始就发热而渴、不恶寒，藉以与桂枝汤和麻黄汤证有所区别。

太阳篇除温病外，还有身灼热的“风温”。《伤寒论》说：“风温为病，脉阴阳俱浮，自汗出，身重多眠睡，鼻息必鼾，语言难出……。”风温也是温病中的另一种类型，但其发汗已，身灼热，其开始时显然也有恶寒和脉浮的太阳病症状，经其发汗出，则恶寒虽罢，而仍身热，以此而观，也是迅速从热化的病变，可以说是由太阳而转变为阳明了。

太阳伤寒、太阳中风和温病，其临床表现，在脉象、恶寒、汗和渴等几方面的症状，确有不同。但是，根据个人肤浅之见，上面这样分法，仅看出其证之属表或属里，至于寒热的属性，仅以口渴为指标，尚不够明确，应将舌苔列入才能全面。

在张仲景的《金匮要略》里还有两种太阳病，其一是关节疼痛而烦，脉沉而细者的“湿痹”病；其二是发热恶寒，身重而疼痛，其脉弦细芤迟，小便已，洒洒然毛耸，手足逆冷，小有劳，身即热，口干前板齿燥，若发其汗，则恶寒甚，加温针则发热甚，数下之则淋甚的夏季伤暑病，古人称它为“中暍”。这两种病，开始时也都出现与太阳病相似的症状，但其脉不浮，与太阳病异，所以有许多人在讨论太阳病时，只提到中风、伤寒和温病，对湿病和暍病没有提到，可能就是这个缘故。但是将湿病和中暍，一并列入于太阳病范畴来讨论，是符合《难经》“伤寒有五”的说法，而且在临床辨证上，也有很大的帮助。

（二）阳明病

1. 阳明病基本证候

阳明病的基本证候，照着《伤寒论》的记载，以“胃家实”是它的特征。胃家实，它的临床主要表现是“胃中有燥屎，腹鞕满”，这样才是阳明腑实之证。从这些临床表现，可以看出胃家实的“胃”字，与现代解剖学上所说的胃，其涵义有所不同，尤其是燥屎的宿积，是在肠，而不是在胃，所以这个胃家实的胃，是包涵肠的意思。

吴谦说：“阳明经，内以候胃，外以候肌。言阳明之为病，由太阳之邪，传于其经，则为阳明病外证；由太阳之邪，传入胃府，则为胃家实也。”吴氏指出阳明病有经病和府病之分。的确，我们对阳明病的辨证，必须要分别经病和腑病。

怎样是阳明的经证？《伤寒论》里面，说得很清楚。它说：“问曰：阳明病，外证云何？答曰：身热，汗自出，不恶寒，反恶热者也。”又说：“伤寒，发热，无汗，呕不能食，而反汗出濈濈然者，是转属阳明也。”这里可以看出阳明经证是“发热不恶寒”，或“濈濈然而汗出”。它的热型，与太阳病的恶寒发热，少阳病的寒热往来，有显著的差别。

阳明经证，表现在发热不恶寒；腑证是胃中有燥屎，腹鞕满的“胃家实”。但经证和腑证，有着相互关系，其临床表现，一般来说，有阳明胃家实的腑证，特别是外感病，必然伴有阳明的经证；但是也有部分阳明的经证，不一定有胃家实的腑证同时出现，所以阳明病有白虎汤证和承气汤证的区别，就在于此。

不过我们对阳明的经证和腑证这两个的称号，已成为习惯，它是根据《内经》的经络脏腑学说而传流下来的。如果把它更正确的来理解，阳明经证，就是“阳明外证”，也就是它的全身症状；阳明腑证，就是“阳明里证”，也就是表现在腹部的局部症状。所以我们对阳明病的基本证候的认识，固然要重视它的胃家实的腑证（里证），而又不可忽视了它的发热、口渴、不恶寒的经证（外证），这是关键性的问题。

阳明病一般来说，是由太阳病，或少阳病而发展过来的，因而伤寒论有“太阳病，若发汗、若下、若利小便，此亡津液，胃中干燥，因转属阳明，不更衣，内实，大便难者，此名阳明也。”这里指出“亡津液”因转属阳明，可想而知，阳明病的热化，是由于亡津液的关系。从而也可以知道阳明病是多种外感病病情发展的表现。由于病情发展程度不同，因而，有邪渐从热化的太阳阳明证，邪将从热化的少阳阳明证，与邪已从热化的正阳阳明证的区别。这样分别病的轻重不同的程度，使治疗上不致于攻泻或寒凉有所太过和不及，古人辨证之谨严细致，亦可见其一斑。

阳明病的脉象，《伤寒论》说：“伤寒三日，阳明脉大。”这个大脉，可能就是与白虎汤证的脉洪大，是同样的。但是在阳明腑证，它的脉象，与经证有些不同，如“阳明病，脉迟，虽汗出不恶寒者，其身必重，短气，腹满而喘，有潮热者，此外欲解，可攻里也……。”又说：“阳明病，谵语，发潮热，脉滑而疾者，小承气汤主之。”从这几条里，可以看出阳明病的脉象，很不固定，所以在它的提纲中，没有提到。但是不论是经证或腑证，它的脉象不论是大、是滑、是疾，总的来说，它的脉象是实，而不是弱，这是很肯定的。如果是弱的，那是它发展到严重恶化的阶段了。所以仲景有“脉弦者生，涩者死”推断预后的经验以示后人。

2. 阳明病的附加证候

阳明病是邪从热化的表现，津液伤耗，是它最可能发生的因素。所以口大渴，欲饮水数升，是阳明病的前兆。成无己说：“渴者，里有热也。……邪气初传入里，热气散漫，未收敛成热，熏蒸焦膈，搏耗津液，遂成渴也。”又说：“阳明里热，则渴欲饮。”陈修园说：“渴欲饮水，口干舌燥者，为阳明经气之燥热也。”这都是说明“口大渴，欲饮水数升”，是邪将从热化之象。

但是，口渴在太阳病的五苓散证，也常伴随着小便不利而出现，它是膀胱气化失司的关系而引起，与阳明之耗津液，显有不同。盖五苓散证口虽渴，而不多饮，即使饮多了，仍会吐出，遂成水逆。然阳明之口渴，是大渴欲饮水数升，有所区别。且五苓散证，舌多白腻，而阳明舌现黄燥，又有区别。所以同一口渴之证，须分别属湿属热，于临床辨证上，是一个重要的环节。

发热，不恶寒，是阳明病主要的临床表现，而且它的发热，是蒸蒸的高热，甚至有日晡所潮热。喻昌说："蒸蒸者，热势自内腾达于外，如蒸炊然，胃实之验也。"又说："日晡时发热，则邪入阳明审矣。盖日晡者，申酉时，乃阳明之旺时也。"它与太阳病的翕翕发热，有所不同，且太阳病之发热必兼恶寒，可资识别。

阳明病由于高热的关系，扰乱神明，煽动肝风，从而发生谵语、神昏、目上视、循衣摸床等，也是常见的附加证候。这些证候，很多是在高热和胃家实的相互影响下而发展起来的。但是在外感病的过程中，有些不因于胃家实，是由于邪热逆传心包，直扰神明，从而引起神昏谵语、手足瘈疭的也很多。这两者，在辨证上，有那些不同，确有研究的价值。按外感病（急性热病）的过程中，在高热的同时，而发生神昏谵语等的症状，其发展的情况约可分为二大类：一类是邪未传入阳明胃腑，迅即扰乱神明，起病不久，即出现神昏谵语，项颈强直，四肢瘈疭等；另一类是邪热盘踞胃腑，不及时攻下，渐成里结，从而引起神昏谵妄。两者的鉴别方法，对腹鞕满，不大便的胃家实证候，有否存在，很是重要。也就是有胃家实的证候先期出现，继而发生神昏谵语，这可能是由于阳明之热，熏蒸焦膈，使神明扰乱，否则，可能是上焦之邪，逆传心包。因此，对舌苔和脉象的变化，也是一个有价值的依据。

根据临床经验，第一类，其舌苔多为洁净，或舌质光红，或披薄苔，脉多洪大或弦数；第二类，其舌披厚苔，色黄浊，或如沉香色，甚则干燥起芒刺，脉象弦细或沉实。这些问题，

《伤寒论》虽未提到，但是后世医家，对此颇为重视，所以在这里附带的提及。

黄疸，是阳明病过程中一个突出的附加证候。《伤寒论》说："伤寒七八日，身黄如橘子色，小便不利，腹微满者，茵陈蒿汤主之。"又说："伤寒身黄发热，栀子蘖皮汤主之。"又说："伤寒瘀热在里，身必发黄，麻黄连轺赤小豆汤主之。"这三条，虽同样是有黄疸出现，但是，与它同时出现的症状有腹微满的，这可能是阳明腑证，宜茵陈蒿汤的利黄通便；仅发热而无腹满的，是阳明经证，宜栀子蘖皮汤清热除烦；麻黄连轺赤小豆汤证，从"身必黄"句来推测，其黄疸恐未明显出现，可能尚遗留部分太阳表证，所以用麻黄、杏仁的宣透肌表，连轺、生梓白皮的清里热。这说明同一黄疸，由于阳明有经腑之别，而又有太阳和阳明表里之别，所以它的疗法，也就有了各殊。

在这里还要提出的，就是一向列在太阳病的大陷胸汤证、十枣汤证等，都有"心下至少腹鞕满，而痛不可近"，而且又有"舌上燥而渴，日晡小有潮热"，这都是阳明腑证，决不因其列在太阳篇，而作为太阳病看待，值得我们注意。

（三）少阳病

1. 少阳病的基本证候

少阳病的基本证候，《伤寒论》说："少阳之为病，口苦，咽干，目眩也。"但是这些症状，不甚突出，因此后世对它发生了怀疑，例如山田正珍氏认为口苦、咽干、目眩等证，是王叔和所补充的。他的根据是由于阳明病有"脉浮而紧，咽燥，口苦"的症状，所以他说："口苦、咽干，则是阳明属证，而非少阳之正证矣。"但是，程应旄认为口苦、咽干、目眩是少阳病重要的基本证候，他说："观其首条（即指少阳之为病条）所揭口苦咽干目眩之证，终篇总不一露，要知终篇无一条不具有此条之证也。"而且他还强调说："有此条之证，而具一、二表证，小柴胡汤方可用；无此条之证，而只据往来寒热等，及或有之证，用及小柴胡，腑热未具，而里气预被寒侵，是为开门揖盗矣。”

从以上两家见解，结合临床经验，口苦、咽干、目眩，尤其是目赤，是标志着疾病有发展的趋向，是有参考的价值。如作为辨证的主要依据，尚属不够。所以个人认为少阳病的基本证候，应将小柴胡汤证的“往来寒热，胸胁苦满，默默不欲饮食，心烦喜呕”等相互参证，才是全面。

少阳病的主脉，在提纲里面，虽没有提到，然《伤寒论》有“伤寒，脉弦细，头痛发热者，属少阳……。”尤在泾说：“脉弦细，则少阳所独也。”观此，可知弦细之脉，为少阳病之主脉。

2. 少阳病的附加证候

少阳病的临床表现，根据前面的基本证候看来，是介于太阳病和阳明病之间的，所以后人称它半表半里，就是这个意思。它的附加证候，表现在头部的，是“两耳无所闻”；表现在胸胁部的，是“胸中满而烦”。除此以外，就是小柴胡汤证条的七个或有证，如“或胸中烦而不呕；或渴；或腹中痛；或胁下痞鞕；或心下悸，小便不利；或不渴，身有微热；或咳者。”由于少阳证发病部位接近于上焦，甚易影响心肺和胃的机能，从而产生了咳、悸和腹痛等证。正如程应旄所说：“少阳在六经中，当开合之枢机，出则阳，入则阴。”所以用“或”字来说明。

前节已说过，往来寒热是少阳主要热型，在小柴胡汤证又说：“或不渴，身有微热”，这说明少阳病的热型，也是不很固定的。然不渴微热，与阳明之蒸蒸发热，口烦渴有异，即与太阳之恶寒发热，更有显著差别。但是对少阳的辨证，须与它的基本证候——口苦、咽干、目眩、胸胁苦满、默默不欲饮食、心烦喜呕等证联系起来，相互参考，是有一定的意义。

(四) 太阴病

1. 太阴病的基本证候

太阴病的基本证候是："腹满而吐，食不下，自利益甚，时腹自痛。"这些证候，很显然的为脾所生病。吴谦说："夫太阴湿土，纯阴之脏也，故病一入太阴，则邪从阴化者多，从阳化者少。"太阴病是邪从阴化，故其所表现的症状，是虚性和寒性，也就是机能衰减的，特别是脾的机能衰减，是很显著，古人分"胃为阳土，脾为阴土"，这就是与阳明实热症在性质上基本不同的方面。

但是，"腹满"为太阴和阳明俱有之证，太阴病腹满而不鞕，阳明病腹满而鞕；并且它的腹痛，太阴病是阵发性的"时腹自痛"，阳明病则为持续性疼痛，足资识别。自利——大便溏泄，在三阳诸篇里，还没有谈到过，这里有补充讨论的必要。

自利，总的来说，有实证的"协热下利"和虚证的"脾阳不运"之别，《伤寒论》的三阳合病，俱有下利，如太阳和阳明合病的下利，治以葛根汤；太阳和少阳合病之下利，治以黄芩汤；阳明和少阳合病的下利，治以大承气汤。一为发表，一为和解，一为攻里，均属实证的"协热下利"一类的病变，它与太阴病的虚证下利，就有不同。而且在便意的情况，粪便的性状等等，也有明显差别。三阳实证下利，很多是便意迫急，或里急后重，粪色焦黄，或挟脓血，臭秽特甚，且粪便出时，肛门有灼热感，太阴虚证下利，是完谷不化，粪便淡黄如水样，腹中雷鸣，确有不同。

太阴病是寒性和虚性的病变，它的主脉，在伤寒例中也有指出："尺寸俱沉细者，太阴受病也。"这可能就是太阴病的主脉。

总之，我们辨别腹满、吐、利、腹痛等，究属太阴，抑或阳明，对有否发热、口渴，与脉象的变化，关系很大，这就是上面吴谦所说的邪从阳化和邪从阴化的重要标志。

2. 太阴病的附加证候

太阴是脾所生病，它的牵涉面颇广，因而附加证候也是比较复杂，例如《金匮要略》所记载的胃反、哕，大部是属于它的附加证候。此外，散见在《伤寒论》其他各篇的也不少。《金匮要略》说："脾伤则不磨，朝食暮吐，暮食朝吐，宿谷不化，名曰胃反。"由于胃反的关系，而引起吐涎沫，干呕，甚至还影响了头部，而发生头痛等一系列的附加证候。

哕，俗称为"呃逆"，也是太阴病常见的附加证，故《金匮要略》有"哕而腹满，视其前后，知何部不利，利之即愈"的记载。

其次，就是"黄疸"，为三阳和太阴所俱有。《伤寒论》说："太阴当发身黄。"它的黄疸，可能是属于阴黄一类的，与阳明病黄疸的鉴别，在身黄的色泽方面，阳明病一般是身黄如橘子色，而太阴发黄，则身色如熏黄。除此之外，还必须结合它的基本证候，来相互参照，才能下定判断。例如阳明病发黄，为有烦热、口渴，甚或腹满、大便不通、小便少，而太阴发黄，一般是口不渴、不欲食、腹满而濡、大便自可、无烦热之象；特别是舌苔，阳明多黄燥，太阴多腻滑，这就是从阳化和从阴化的不同。这样辨证，不仅辨黄疸要如此，就是对其他症状的辨别虚实寒热，也不离此原则。由此可见六经基本证候的重要性和必要性。同时联想到，散在《伤寒论》太阳病篇中的"心下痞"、"心下痞鞕"，及太阳篇桂枝人参汤证的"下利"等等，可以说是属于太阴病范畴的病变，是已由太阳病转变而成为太阴病了。如果不是这样的认识，对六经辨证的研究，就会产生了片面的看法。

太阴病的本质，固然是阳虚阴胜的病变，但是，在某种情况下，由于疾病性质的关系，或者由于机能的变化，也可以使临床症状由阴性而转化为阳性。例如："太阴病，脉浮者，可发汗，宜桂枝汤。”这就是由于风邪外袭，使它起了变化。柯韵伯说：“太阴而脉浮者，因于风，风为阳邪，浮为阳脉也，当知脉从病变，不拘于经，故阳经有阴脉，阴经有阳脉。”所以对疾病经过中的变化，不论从阳化，或从阴化，根据它的现实症状来辨证，也是很重要的。

（五）少阴病

1. 少阴病的基本证候

少阴病是多种疾病过程中，机体机能虚弱（或衰竭）的表现，所以它的基本证候是：“脉微细，但欲寐。”脉微细，周禹载说：“是正气衰而阳虚。言细，则于重取见之……。”但欲寐，王朴庄说：“非嗜卧之谓，乃或得寐，或不得寐，昏昏如梦，拟其神情，常似欲寐未寐之交耳，此少阴为病之始，全从神识上见之……”这些证候的发生，从六经转变规律来看，很多似由太阴病发展而来，但是，亦有直中（即开始时就出现）和太阳病的误汗妄下而造成。

由太阴病发展而来的，多因长期的、或顽固的自利和食不下，使营养不良，导致机体机能的衰弱。邪气直中，或因误汗妄下，以致正不却邪，也可以迅速地发生。古书说：“至虚之处，便是客邪之所。”这句话，可能与少阴病的“直中”有些符合。

所以临床辨证上，不论为外感病，抑或内伤病，对少阴辨别阳虚（气虚）和阴虚（营血虚），这是很重要的。《内经》说：“阳虚则外寒，阴虚则内热。”而且古人认为“少阴”其标热，其本寒。如果邪从标化，即为热；邪从本化，即为寒。从标从本，是视机体和病邪的性质两者而决定。但是，少阴病非卫气之不足，即为荣血之亏损，两者之间，如有所偏，则呈现的症状，就是各殊。一般若卫气不足者，则外寒，荣血不足者，则内热，少阴病之有阳虚和阴虚的分别，即由于此。

2. 少阴病的附加证候

少阴病有阳虚和阴虚之别，所以它的附加证候，如：“少阴病得之一二日，口中和，其背恶寒者，当灸之……。”“少阴病，下利便脓血者……。”“少阴病，下利脉微者……；利不止，厥逆无脉，干呕烦者……。”“少阴病，下利清谷，里寒外热，手足厥逆，脉微欲绝，身反不恶寒，其人面色赤，或腹痛，或干呕，或咽痛，或利止，脉不出者……”等等，条文里面的“背恶寒，手足寒，下利清谷，厥逆无脉”等，是少阴阳虚证中较常见的附加证候。但是如“下利脓血，身反不恶寒，其人面色赤”，为少阴真寒假热的附加证候，对这些真寒假热证候的鉴别，必须从整体出发，给以分析归纳，如脉象有力和无力，舌质的润洁，同时还要审辨体温有否升高，也很要紧，一般有体温升高，身反不恶寒，下利脓血者，为从火化之证；无发热，而身反不恶寒，下利脓血，面赤色，为从水化而真寒假热之证，这都是辨少阴从火化和从水化及辨真寒假热等的关键问题。

在阳虚证中，还有“水气病”所引起腹痛，小便不利，四肢沉重，或咳，或下利的真武汤证，它是由于肺脾肾三者牵连影响而发的，使机体内的水分和盐类的代谢，受到严重的障碍，所以它是少阴病证中一个较突出的病变。它与小青龙汤证之水气在肺胃，性质虽同而发病部位有异，故小青龙汤证以喘咳为主，真武汤证以心悸、喘满、小便秘及四肢沉重或浮肿为要证。

少阴病阴虚的附加证候，主要的是：烦躁不得卧和咽干。与此同时可能伴随着发热的也有，如“少阴病，得之二三日以上，心中烦，不得卧，黄连阿胶汤主之。”又“少阴病，下利六七日，咳而呕渴，心烦不得眠者，猪苓汤主之。”这是少阴阴虚证之较典型者，它们都有烦躁不得眠的症证。由此可见，烦躁是少阴阴虚中的重要附加证。

但是，不论任何疾病，阳虚或阴虚，到了一定程度的阶段，会发生阳虚及阴、阴虚及阳的变化。例如猪肤汤证的“下痢，咽痛，胸满，心烦”；白通加猪胆汁汤证的“利不止，厥逆无脉，干呕烦者”，这两条里的“烦”，就是从阳虚而影响了阴的表现。例如炙甘草汤证的“脉结代，心动悸”，就是由于阴虚之极的关系，而影响了阳的症状。《内经》说“阴阳互根”，从这些证候发展过程中的转变现象，可以证实了它，是很有意义的。

少阴病的主脉，是“微细”，但是在微细的基础上，由于机体和疾病性质的不同，有的是阴阳俱紧（这个紧脉，与太阳伤寒的脉浮而紧不同），有的是厥逆无脉，也有的是脉弦迟，这些可能都是属于阳虚证；阴虚证的脉象，以细数或弦数较多。

在舌苔方面，《伤寒论》虽很少提及，但是根据一般临床经验，阳虚证：舌多白滑，或白腻；阴虚证：舌质红绛，或边尖红，或中剥，这也是临床上辨别阳虚和阴虚的重要参考依据。

（六）厥阴病

1. 厥阴病的基本证候

厥阴病在伤寒里，以“消渴，气上撞心，心中疼热，饥而不欲食，食则吐蛔”为提纲。后世注家，吴谦说：厥阴病是“阴阳错杂，寒热混淆”。柯韵伯、徐灵胎等认为厥阴病是“两阴交尽，名曰厥阴，又名阴之绝阳，是厥阴宜无热矣。然厥阴主肝，而胆藏肝内，则厥阴热证，皆少阳相火内发也……。”有的认为是少阳相火内郁，也有说厥阴提纲是温病，而非伤寒（见徐灵胎《著六经病解》），各家的见解很不一致。总的看来，厥阴病的演变，确很复杂，归纳起来，它的发展病变，是包括着3个方面的性质，其一，是疾病寒极之象，正如山田正珍氏所谓“厥阴者，阴证之极，至深而至急剧也。”其二，是疾病从火化之症，正如陈修园、陆九芝等所说“厥阴为风木之藏，皆风木之病。”其三，是寒热错综的表现，特别对于“厥阴之为病，消渴，气上撞心，心中疼热”等证而言。

但是，山田正珍氏对《伤寒论》厥阴为病、厥阴中风等四条，也似对少阳病提纲一样，认为是王叔和患其阙文而加以补充的。他的根据，认为少阴篇所载的吴茱萸汤、通脉四逆汤等，是厥阴寒极之证，而厥阴四条无一及此，因而知非仲景之旧。

从上各家见解，对厥阴病的基本证候，究竟是什么？实有探讨的必要。如《温热经纬》中薛生白《湿热病篇》的“湿热证，……囊缩舌鞭”，“湿热证，……默默不语，神识昏迷，……此邪入厥阴，……宜仿吴又可三甲散。”这是以《内经·热论》厥阴证作为基本证候。如陈修园、陆九芝等认为厥阴是邪从风火而化的病变，我很同意以此为它的基本证候，而且这些证候，足以代表热病发展到严重阶段的表现。

但是，厥阴病还有寒极的病变，正如正珍氏所说的“四肢厥逆，烦躁吐利，脉微欲绝”等，可能是寒极病变的基本证候。而且《伤寒论》有“凡厥者，阴阳气不相顺接，便为厥。厥者，手足逆冷者是也。”这个“厥”，就是极度阳虚的表现。

这样看来，《伤寒论》“厥阴为病”的提纲是怎样的，古代注家，都是随文释义，没有提出反面意见，但是根据“食则吐蛔”的见证来推断，可能就是蛔虫病发作时所引起胃肠机能混乱的现象。所以我们根据厥阴病性质，认为有三个不同的基本证候，一个就是邪从风火而化的，即《素问·热论》的六日厥阴受之，厥阴脉循阴器而络于肝的烦满囊缩；其二，就是《伤寒论》所说的阴阳气不相顺接的手足厥冷；再一个，就是由于“蛔虫病”或其他肠道感染所引起的胃肠疾病，即上面所说的“消竭，气上撞心，心中疼热，饥不欲食，食则吐蛔”等。

在《伤寒论》厥阴病的表现中，最值得注意的，就是热深厥深的“热厥”，寒极的“脏厥”，和蛔虫病发作的“蛔厥”，这三种的“厥”，是它的共同表现。但由于致病因素各有不同，所以它在未厥或已发厥时所伴随的附加证，也就各有差别。这个问题，应加以详细的叙述。

2. 厥阴病的附加证

上面已经说过，厥阴病有热化的，有寒化的，也有寒热错杂的，因而它的附加证候，亦有各殊。例如“伤寒一、二日至四、五日，厥者，必发热；前热者后必厥，厥深者热亦深，厥微者热亦微……。”这是热厥的症状。热厥，在它的发生过程中，必伴有发热，由于热的关系，然后发厥，这是一定的规律。从“伤寒脉滑而厥者，里有热，白虎汤主之”条，更可证明热厥是由于里热所引起的。同时，热厥如果继续的发展，可以引起下利便脓血，口舌生疮，或喉痹等变症，剧者，则舌短囊缩。《伤寒论》对热和厥的关系及其预后的推断，说得很清楚，它说：“伤寒发热四日，厥反三日，复热四日，厥少热多者，其病当愈……”又说：“伤寒厥四日，热反三日，复厥五日，其病为进，寒多热少，阳气退，故为进也。”从这里可以看出，热是厥之因，厥是热的发展，由于厥的持续，也会影响了阳气，导致阳气的衰竭，使病变更趋严重。

脏厥，又可称为“寒厥”。《伤寒论》说：“伤寒脉微而厥，至七八日肤冷，其人躁，无暂安时者，此为脏厥……”，这是脏厥的现象。《伤寒论》称脏厥为“伤寒脉微而厥”，由此可见，它是由有发热的伤寒病发展而来。因此，我们可以联想到，热厥持续，使阳气衰竭，则转化而成为脏厥，《内经》有“极者变”的说法，或许就是指这等证候而言。但是脏厥，因受寒冷，发生腹痛而引起的也有，如“病者手足厥冷，言我不结胸，小腹满，按之痛者，此冷结在膀胱关元也。”当归四逆汤，就是适应于这些寒冷结在膀胱而引起的腹痛肢厥证。

蛔厥，《伤寒论》说：“其人当吐蛔”，并且是“静而复时烦”，尤其是“闻食臭”便会发作。它与热厥，必伴发热经过；

脏厥，有七八日肤冷、躁无暂安时，显有不同。

厥阴病，不论是邪从热化，或从寒化，其过程中，很多表现持续发厥，下利不止，躁不得卧，脉欲绝等的症征，它的不治之症，与少阴病相似，也是很多的，都是疾病严重的表现。

四、表里寒热虚实的意义和作用及其主要症状

八纲，就是表、里、寒、热、虚、实加以阴和阳而组成的。它是在六经证候的基础上，更具体化起来的一种辨证方法，主要作用为分析和判别病情，推断预后，尤其是为治疗处方提供有力的依据。它与六经结合起来，成为一套完整的辨证方法。如果没有六经的定型定性，就不可能有八纲的具体分析。

（一）表和里

表和里是识别病变深和浅及病情发展轻和重的标志。一般认为病从里而达表为轻，从表而传里为重。所以《金匮要略》有“浸淫疮，从口起流向四肢者可治；从四肢流来入口者不可治”的记载。

表，是指保卫机体表层的组织而言。《内经》所称的“卫气”，同样是机体的一种防御装置，也属于表的领域。所以后世温热病家所称的“卫分证”，它与表证的意义是一致的。

表证的表现，以恶寒，头项强痛，脉浮等症状为纲领。这些症状，较多见于外感病的初期，因而称它为太阳病。“太”的意义，就是“开始”或“初起”的意思。有些人认为“太阳为寒水之经，标寒而本热”。所以将具有恶寒的表证，列入于太阳，这样看法，是根据气化的学说而提出的。但是，表证有属寒和属热之分，《伤寒论》太阳篇，除有辛温解肌和发表的桂枝汤证和麻黄汤证外，又有辛凉透表的大青龙汤证、越婢汤证和麻杏甘石汤证等，这就是在表证的基础上，分别出有口不

渴的寒性证，和口渴而烦的热性证，由于属性的不同，处理方法也就各殊。如果机械地认为“太阳为寒水之经”，只有寒性，忽视了“从本化”而转变为热性的，在选方用药上，便会造成错误。同时太阳病篇为什么将温病和风温列入，其用意不能理解。所以有些人说《伤寒论》只治伤寒，不治温病，这就是片面。一般以舌苔薄白而腻的，为属寒或湿性；舌苔黄燥，或白而干的，为属热或燥性，再结合口渴和不渴，及渴喜热饮和冷饮等，仔细鉴别，才是全面。这一点在《伤寒论》虽则没有提到，但后世医家，很为重视，在辨证上确实起到很大的帮助。

表证，不仅要分寒热，而且也要辨别表虚和表实。一般以恶寒发热、无汗、脉浮紧的太阳伤寒证为表实；以恶风发热、自汗出、脉浮缓的太阳中风证为表虚。《伤寒论》：“桂枝（注：即桂枝汤）本为解肌，若其人脉浮紧、发热、汗不出者，不可与之也。常须识此，勿令误也。”这是提示我们对表证要分别表虚和表实，而给以不同方法的处理。

里，是指内部脏腑的器官而言。此外，如《内经》所说的“营气”，它是具有营养机体各器官作用的物质，也属于“里”的范围。后世温热病家所称“营分证”，也就是里证的一种。

里证，它的范围比表证更为广泛。以六经证候来说，在三阳以阳明的“胃家实”为里证；少阳的“胸胁苦满，默默不欲饮食，心烦喜呕”等为半里证；三阴病患属里证。更具体的说，凡内部脏腑受到病变的影响，所发生的症状，如肺受病的咳和喘；胃受病的心下痞及呕和哕；脾受病的腹满和下利；膀胱受病的小便不利；肝受病的胁下痛；心受病的躁不得眠等等，都是属于里证。以脉象来分，也有七表和八里之别，由此可见，里证的范围确很广泛。

里证，也要分虚和实、寒和热。一般里虚者多属寒，里实者多属热。但是，里实属寒的也有。

里实证最典型的是：日晡潮热，腹臌满，大便不通，有燥屎宿积的阳明腑实证。

里虚证其较突出的是：腹满时痛，食不下，自利的太阴病及脉微细，身踡卧，四肢逆冷的少阴病。

里实兼寒证，如寒实结胸的三物白散证。此外，如《金匮要略》“病者脉伏，其人欲自利，利反快。虽利，心下续坚满，此为留饮欲去故也，甘遂半夏汤主之”条，也是属于里实而兼寒的病变。

（二）寒和热

寒热是区别机体机能，由于病邪的刺激所引起的精神活动状态及津液分泌性状等，是否有呈现太过和不及的象征。《内经》说：“阳虚则外寒，阴虚则内热”，是寒和热形成的机制。寒和热是一个对立的两面，也可以有相互的转变。

判别寒和热，舌苔的审察，是有很大的参考价值。

热证的表现，如精神兴奋的“烦躁，心中懊侬”；液腺分泌减少的“口大渴，咽喉痛”；黏膜充血的“目赤”；血热妄行的“吐血、衄血”等等现象悉属之。因此，它的脉象一般为洪大或滑数，舌苔多黄燥或白干，或黑而起刺。

寒证的表现，如精神衰惫的“踡卧”；痰涎壅盛的“吐涎沫”；卫阳不足的“肢冷形寒”；甚则如肢浮足肿、腹满、纳呆、下利等现象悉属之。同时，它的脉象一般为微细或沉伏，舌苔多白腻，或微黄而湿润。

（三）虚和实

虚和实是疾病过程中正邪斗争胜负的分界，所以《内经》有“邪气盛则实，精气夺则虚”的说法。虚证，就是正气不足，邪胜正负的表现；实证，就是正气充实，正邪相争的象征。

从虚和实的症征上，可以进一步认识到疾病发生和发展的过程中，机体的器官组织的机能和器质所受到的影响，损害和破坏的程度。所以一般认为实证易治，虚证难医，就是这个关系。

辨别虚证和实证，主要的依据是脉象。徐灵胎早就谈及，他说："虚实之要，莫逃乎脉，如脉之真有力，真有神，方是实证；脉之假有力，假有神，便是假实证"。此外，如舌质的润和枯，肤色的泽和晦，体温的高和低，食欲的良和不良等等，也都有参考的价值。

（四）阴和阳

阴和阳是贯串在表、里、寒、热、虚、实之中，为八纲的总纲。以六经证候来分，三阳为阳，三阴为阴；以八纲来说，表为阳，里为阴；热为阳，寒为阴；实为阳，虚为阴。但是，六纲和阴阳症征在临床上的出现，不是孤立的，而是相互交替、相互转化的。例如阳明病，从它的属性来说，是属实热性，但是从它的发病症状而分，是属于里证，这样很明显的看出，八纲不是孤立的，而是每一个疾病，从它的临床症状和体征来具体分析，最低有三个纲领相结合起来，才能概括全面。并且还有表与里兼，如大柴胡汤证是；寒与热兼，如半夏泻心汤证是；虚与实兼，如桂枝新加汤、白虎加人参汤等证是。所以阴和阳，表和里，寒和热，虚和实，有横的结合，又有纵的联系。

不论八纲症征纵和横的结合，首先要在认识六经证候的基础上，运用四诊方法从患者的客观或主诉的复杂证候，加以归纳和分析而得出的结果。所以说：六经与八纲是一个不可分割的整体，它是中医临床上对判断病情，审定机体机能等的重要知识，掌握了这样的辨证以后，才能决定治疗的方法和药物。

五、六经证候及其与经络和脏腑的相互关系

经络与脏腑，有着密切的相互联系。疾病可能就是循着它的结构而形成恶性的循环。张仲景《金匮要略》说："经络受

邪，入脏腑，为内所因也。”这是说明外邪侵害，由经络而传入脏俯。但是，经络和经络、脏腑和脏腑之间，也能互传，所以张仲景《金匮要略》又说：“血脉相传，壅塞不通。”由此可见，不论任何疾病的发生，不是局部问题，而是整体的关系。六经辨证，也是从整体出发的一种鉴别诊断法。六经基本证候，有的以经证（如太阳病、少阳病）为主，有的以腑证或脏证（如阳明、太阴、少阴、厥阴）为提纲。如果在各经中进一步探索，各有经络和脏腑及皮毛、肌肉、筋、骨、血脉等内外相互影响的病变证候，可以找出它的蛛丝马迹的线索。

（一）太阳病

方中行说：“太阳者，膀胱经也，其脉起于目内眦，上额交巅，从巅入络脑，还出别下项，连风府，循肩膊内，挟脊抵腰中，乃六经之首，主皮肤而统荣卫，所以为受病之始也。……皮肤荣卫，一有感受，经络随感而应，邪正争扰也。”太阳病的基本证候，特别是头项强痛，就是太阳经随感而应的具体表现。膀胱为太阳经之腑，经病可以入腑，故太阳病有小便不利的腑证。《内经》说“肺之合皮也。”外邪初袭，皮毛受病，内应于肺，轻则鼻鼾，重则咳喘。太阳病篇之所以有肺部病变的证候，就是由于内外相互影响的关系。

（二）阳明病

程郊倩说：“阳明之为病，指府病而言，可攻之阳明也。”但是，阳明亦有经证，这在上面六经证候章已谈及。不过对阳明经证的表现，在《伤寒论》只有提到：“外证云何？答曰：身热汗自出，不恶寒，反恶热也。”而没有说及经证。《素问·热论》：伤寒“二日阳明受之，阳明主肉，其脉侠鼻络于目，故身热目疼而鼻干，不得卧也。”目疼鼻干，就是阳明经热症的表现。盖手足阳明，分主胃和大肠，邪入胃腑，则大肠同时受病，故大便秘结而不通，或热迫而旁流。脾与胃相表里，其界线，就是从热化和从寒（或湿）化的不同，一属虚、一属实之各殊。所以《伤寒论》有“伤寒脉浮而缓，手足自温者，是为系在太阴。太阴者，身当发黄。若小便自利者，不能发黄，至七八日，大便鞕者，为阳明病也”的记述，是说明脾和胃的相互关系。

（三）少阳病

《灵枢经》说：“足少阳之正，上肝贯心，以上挟咽出颐颔中。”又说：“是动则病口苦。”《甲乙经》说：“胆者，中精之府，……咽为之使。”又少阳之脉，起于目锐眦。故少阳病的口苦、咽干、目眩，是经腑同病的表现。且足少阳与足厥阴二经，相互交络于肝和胆，小柴胡汤证之“胸胁苦满”，是胆病波及于肝的象征。

（四）太阴病

成无已说：“太阴为病，阳邪传里也。”所以它的基本证候，如“腹满而吐，食不下，自利”等，都是脾病累胃的表现。《素问》说：“四日太阴受之，太阴脉布胃中，络于嗌，故腹满而嗌干。”嗌干，就是太阴的经证。张隐庵说：“六经之脉，皆外络形身，内连脏腑，三阴之脉，言内而不言外者，谓伤寒之邪，随阴气而循于内也。”《伤寒论》太阴病以脏证为基本证候，正确性于此可以了解。但是，太阴病是邪从寒化，或湿化的。因此，外感病过程中，一方寒热未解，一方又现太阴里证（即指腹满吐利等的脏证），如“太阴病，脉浮者，可发汗，宜桂枝汤。”是表里同病的证治。《素问》说：“在天为湿，在地为土，在体为肉，……在脏为脾。”脾、肉、土、湿，古人认为是同气相求，所以将一身尽疼的“湿病”，也隶属于太阴脾病的范畴，也就是内外相合而形成的病变。不宁唯是，就是太阳表证误治，也可转变为太阴病。以“本太阳病，医反下之，因尔腹满时痛者，属太阴也”条来看，证明了表里之间是可以相互传变。特别是阳明与太阴的关系，更为密切。而且太阴病的恶化，就会转变而成为少阴证。

（五）少阴病

是心和肾病变的表现，唐容川说："血属心所生，而流行于脉中，心病则阴血少而脉细；气属肾所生，而发出则为卫阳，卫阳出则醒，入则寐，所以有昼夜也。今肾气病，则困于内，而卫阳不出，故但欲寐。"这是说明心肾和气血的关系。心与肾、肾与脾的相互关系，《素问》也早已提到，如说："心之合脉也，其荣色也，其主肾也。"就是说心火必受制于肾水。所以少阴病有因肾水不足以制火（虚火）的"躁不得寐"证，即由是而发生。但是肾受制于脾，《素问》说："肾之合骨也，其荣发也，其主脾也。"在上面太阴病已提到过，由于太阴病的恶化，会转变而成为少阴病，这就是脾病，肾不受制，则阴胜于阳，心火式微，故见一派阴霾之象。如"脉微细，四肢逆冷，自汗出"等症，即由是而作矣。由此可知，脏和脏之间，也是密切牵联。且手足少阴二经，皆上循于咽喉，《伤寒论》说："此属少阴，法当咽痛。"所以《素问》的热论和《伤寒论》的少阴篇，俱有咽痛，或咽中伤，生疮不能语言，声不出等的少阴经证。值得注意的，就是现代医学认为某些肾脏疾患，很多是由扁桃腺（咽部病变）炎症而转移的，是否通过经络关系，尚需进一步探讨。

（六）厥阴病

手足厥阴二经，分主心包和肝。足厥阴经，循阴器，故《素问·热论》："烦满囊缩。"手厥阴经，起于胸中，络心包，故温邪逆传心包，有神识昏迷。在热病过程中，不论手足厥阴，其病变均可相互影响。根据临床经验，有的先出现昏迷，继而发生抽搐，如乙型脑炎很多有这样现象，就是邪气先入心包，继犯于肝——这里所指心包和肝，是十二官中的所主，不是指肝和心的实质。如流行性脑脊髓膜炎，先出现项颈强直，四肢抽搐，继现昏迷，这就是足厥阴先病，而后波及手厥阴。由此可见，厥阴经络和脏腑相传，至为迅速，这是本经证候的特点。但肝脏和心脏的器质病变，其症状表现，如肝脏，则多呈腹满、胁下疼痛、下痢等太阴病的证候；心脏病，则多现脉微，或脉结代，心动悸等少阴病的证候，这是本脏病变的表现，与经证有所不同。

总之，脏腑经络之关系，是根据《内经》十二经脏腑主合等学说而来。但是，张仲景又有以经络脏腑，来区别病情的轻重，如《金匮要略·中风历节病篇》说："邪在于络，肌肤不仁；邪在于经，即重不胜；邪入于府，即不识人；邪入于脏，舌即难言，口吐涎。"以中络、中经、中腑、中脏的症状来看，就不难理解。同时，也可以以中风为例，从其病情之轻重，来推测其病变之部位及组织损害之程度，在临床辨证上也具有重要的意义。

六、六经辨证研究的展望

六经辨证，是祖国医学临床应用上一门重要的科学。千百年来，中医能够治愈各种疾病，都是依靠这一完整的、系统的法则，辨别表、里、寒、热、虚、实、阴、阳的八纲，结合汗、吐、下、和、温、清、消、补八法来治疗。它是运用感官直觉的望、闻、问、切的"四诊"，将疾病过程中既往的与现在的证候，及其致病因素，作出具体的归纳和分析。与现代医学的诊断，有着共同的目的，但是也有其不同的部分。

现代医学诊断，其目的为探索病原物及其病理改变的特征。中医辨证，虽也有在病因学上考虑问题，而其主要的目的是观察机体对疾病的反应性。所以中医对各种疾病的治疗，有同病异治、异病同治等多样方法。例如：正气足以抵御邪气，一般采取以驱邪为主；如果是正不敌邪，那就要扶正以驱邪。这种辨证论治方法，虽不是特异性的原因疗法，而是以朴素辩证唯物的观点，从整体和内外环境相适应的概念出发，与那些头痛医头、足痛医足的疗法，根本不同。

六经辨证，及其表、里、寒、热、虚、实的分析，在目前主要是依靠感官直觉的“四诊”，在临床上所可探索到的症状和体征，虽然是很客观，但是，其中不免有主观成分的存在——病人和医生。因此，要作正确的分析，有一定的困难，尤其是正常人与疾病者标准和界线，怎样是虚，怎样是实，怎样是热，怎样是寒，其程度如何，很难肯定。所以个人主张今后对六经辨证研究，首先要从四诊方面，加以技术革新，特别是脉诊，张仲景当时就说：“心中了了，指下难明。”的确，我们也有同样的感觉。如何利用现代科学仪器，结合中医的脉学进行研究，这是十分必要的。

又如体虚的或体实的，在机体的某种化学成分上发生那些的特殊变化；或寒性热性的，在神经机制，或酸碱度，或血液，或其他的化学物质；在生化上，起了哪些的改变等。必须要在生理、病理、生化等诸方面，深入探索，通过多种实验，结合临床表现，从而定出其正常值及病理改变的数值。如果达到这样，则六经辨证和八纲的分型，在临床应用上的价值，会更大的提高。

略论六经辨证与脏腑、八纲、卫气营血辨证的关系

为更好地理解六经、脏腑、八纲、卫气营血辨证的相互关系，现对下面的两个问题，先谈一些看法。

一是：关于伤寒与温病的区别。

“伤寒”这个名词，有广义和狭义之分，所以《难经·五十八难》说：“……伤寒有五，有中风、有伤寒、有湿温、有热病、有温病，其所苦各不同。”这里伤寒有五的“伤寒”，就是指广义的伤寒。张仲景著论，以伤寒为名，就是这个意思。下面所谓的“有伤寒”的“伤寒”，可能就是《伤寒论》所说的“太阳病，或已发热，或未发热，必恶寒，体痛，呕

逆，脉阴阳俱紧者，名为伤寒”的伤寒，它与“太阳病，发热而渴，不恶寒者，为温病”的狭义温病，其临床表现，显有区别。

但是，由于医学科学的不断发展，到了明、清时代，医家认识到发热是多种急性传染病主要的共有症状。根据《素问·热论》“今夫热病者，皆伤寒之类也”的理论，把秦、汉时代的狭义温病，上升为广义。对一般具有发热的急性传染病，几乎多称为温病，且有取代广义伤寒的趋势。然而，狭义伤寒和狭义温病的证治，有其差异，不容混淆。

二是：辨病与辨证的关系。

疾病是由各种致病因素（包括内因和外因）所引起的一个综合、复杂的过程，有其病理改变，另一方面有生理防御性活动，以功能障碍为特征，使人体对外界环境的适应力受到限制和劳动力降低。

辨病，是根据患者的病史、临床表现，结合多方面的物理化学的实验检查，对疾病作出确诊。例如化脓性脑脊髓膜炎与乙型脑炎，临床表现虽同有发热、头痛、抽搐等证状，但从其发病季节、症征特点、血液、脑脊液检查，特别是检出病原体，或血清补体结合试验、中和试验等的综合分析，来进行鉴别。

祖国医学对疾病的认识虽有疟疾、痢疾、麻疹……的病名，由于历史条件的关系，在外感病方面如：伤寒、温病、湿温等等；在杂病方面如：痰饮、咳嗽、水气、积聚等等，大都是以“证”为基础，与现代医学的辨病有所不同。

证：一般是具有两种以上症征所组合而成。虽不能全面地反映某一疾病的本质，特别是对病理改变的认识，有其不足之处，这是要承认的。但是，中医对疾病的观察，很重视整体和局部的关系，致病因素和抗病力的关系，外界环境和发病的关系。所以中医辨证，不论运用六经、脏腑，或卫气营血的辨证法则，都以上面的几种关系作为前提，来辨别八纲的属性，为治疗提供依据。同一证的普遍性中求其特殊性，因此，有异病同治，同病异治的辨证论治的方法。

由于病是一个综合而复杂的过程，所以有许多疾病在其发生和发展过程中，可以先后或同时发生二种以上的证，这就要用全力找出其主要矛盾和主要矛盾方面，而给以治疗。特别是“证”，可在某一种病的过程中而出现，亦可在另一种病的过程中而存在，这从传染性肝炎或胆囊炎病程中，有的出现黄疸，有的不出现黄疸的例子，可以看出病与证的关系。

但是，目前已发现有些病，它的自觉症状不很明显，而实验检查有异常，相反的，也有自觉症状明显，而实验检查无异常（可能是目前检查条件限制的关系），这就要对前者从病着眼，对后者从证着手。总的来说，辨病与辨证相结合，有利于探索病机，提高疗效。

对以上两个问题有所认识，不仅可以破除经方派和时方派的界线，而且有利于中西医结合，尤其是对各种的辨证法则，相互贯通起来，取长补短，灵活运用于临床，确有很大意义。

为了便于讲述各种辨证之间的相互关系，特列表于下（表1），供参考。

从表1以观，六经辨证是以经络为命名。盖经络既有脏腑之隶属，又与八纲六气相关，含义深远。所以分太阳病、少阳病……，是将各种疾病的发生和发展过程中，从其演变的症征，概括出6种不同的类型与属性，以应用于临床，到目前为止，仍是行之有效的。

太阳病的主证主脉是“脉浮，头项强痛而恶寒”。这些脉证，多见于急性传染病的初期，在八纲分类，是隶属于表证。但是它也存在着两种不同属性，即寒化的和热化的，而且也还有表虚和表实的区别，所以《伤寒论》太阳病篇有伤寒、中风、温病之分，就是这个意思。

表 1　六经与脏腑、八纲、卫气营血辨证的关系简明表

六经	脏腑	主证	八纲	温病辨证	主要方剂	备考
太阳病	包括皮毛，肺 手经：小肠 足经：膀胱	表证：脉浮，头项强痛而恶寒；"温病"卫分证，头痛，恶寒，发热，口渴，苔薄白，脉数 腑证：小便不利，少腹满	（属表） 表虚 表实 寒化 热化	属卫分热化证	"伤寒"：表虚—桂枝汤。表实—麻黄汤 热化证：麻杏石甘汤 "温病"：卫分证—桑菊饮，银翘散	蓄尿：五苓散 蓄血：桃仁承气汤，抵当汤（应列入于阳明病篇）
少阳病	手经：三焦 足经：胆	经证：咽干，目眩，口苦，脉弦 腑证：胸胁苦满，往来寒热，苔黄腻	（属半表半里）	属气分证	"伤寒"：小柴胡汤 "温病"：蒿芩清胆汤，达原饮	
阳明病	手经：大肠 足经：胃	经证：发热自汗出，不畏寒，口渴，脉洪大，苔黄而干 腑证：胃家实，腹硬满，不大便，或神昏谵语，苔黄燥而起芒刺	（属里） 实热证	属气分热化证 可兼有入营证	"伤寒"、"温病"经证：白虎汤 腑证：承气汤或增液承气汤 "温病"兼入营证：紫雪丹，神犀丹，安宫牛黄丸	茵陈蒿汤 栀子柏皮汤

续表

六经	脏腑	主证	八纲	温病辨证	主要方剂	备考
太阴病	手经：肺 足经：脾	“伤寒”：腹满下利，时腹自痛，脉濡细 “温病”：发热，胸痞腹满，舌苔白，脉濡数	（属里虚）寒化证或湿化证	属气分湿化证	“伤寒”：理中汤，干姜黄连黄芩人参汤 “温病”：三仁汤，连朴饮，甘露消毒丹	
少阴病	手经：心 足经：肾	“伤寒”：脉微细，但欲寐，阳虚证，舌白质淡。伤阴虚热，心烦，舌质红绛 “温病”：发热，神昏，舌光绛，脉细数，或滑数	（属里） 寒化虚证 热化伤阴入营证	属营分证，可兼血分证，邪入心包	“伤寒”：虚寒—四逆汤 伤阴—黄连阿胶汤 “温病”：清营汤，增液汤 兼血分证—犀角地黄汤，化斑汤	“金匮”：肾气丸，治肾气虚衰证 “温病”：三甲复脉汤治肾阴虚证
厥阴病	手经：心包络 足经：肝	“伤寒”：气上冲心，心中疼热，饥不欲食，食则吐蛔 厥证分：寒厥、热厥、蛔厥 “温病”：发热，神昏或默默不语，舌短囊缩，肢厥或抽搐	（属里） 热化 寒化	属营分证，邪入心包，肝风扇动	“伤寒”：寒厥—当归四逆汤 蛔厥—乌梅丸 热厥证—白虎汤 “温病”：三甲散，至宝丹	

太阳病的表证，与温病学说的卫分证，是否近似？目前认识尚不一致。从证的观点，虽同隶属于表证，但《伤寒论》的太阳病偏重于寒化证，温热家的卫分证，重在热化证，有其一定的差异。特别是太阳病篇的麻黄汤、大青龙汤、麻杏石甘汤等，均有喘咳的适应证。实践证明，这些以麻黄所组成的方剂，治疗呼吸道感染的疾病，确具有一定的疗效。所以将这些呼吸道病变的证治，列入于太阳病范畴，是依据“肺合皮毛”、“肺开窍于鼻”等的理论而来的。叶香岩《外感温热篇》所说的“温邪上受，首先犯肺”，与它似同出一辙。但是，急性传染病除经呼吸道传染外，尚有经破损的皮肤、粘膜以及消化道传染，认为只有“犯肺”也是片面的。

膀胱属足太阳经，所以《伤寒论》将小便不利、少腹鞕满的泌尿功能障碍的病变，也列入于太阳病篇，体现经络与脏腑相关学说。正由于这个关系，后世某些医家，提出了有伤寒传足不传手，温病传手不传足的说法，然乎否乎？值得商榷。

少阳经是与胆和三焦相关。少阳病的提纲“口苦，咽干，目眩”，我认为在临床辨证上，仅可作参考。它的主证是：“往来寒热，胸胁苦满，默默不欲饮食。”八纲分析，是隶属于半表半里、半虚半实证，这可从它的主方小柴胡汤所组成药物的性能和功效，说明问题。

少阳病在温热家的卫气营血辨证中，是属气分证的一种类型。目前，临床上有许多疾病，如胆囊炎、胰腺炎、胸膜炎等，从少阳病辨证着手，寻找有效疗法。此外，在急性传染病，如传染性肝炎、疟疾、钩端螺旋体病等，出现少阳病的证型者，应用柴胡为主的制剂而治疗，获得较好的疗效的报道，已屡见不鲜。由此可见，少阳病的证治，在急性传染病和部分消化系统疾病中占有一定的地位。但是，有些人囿于柴胡伤肝阴的说法，即使遇到少阳病，亦不敢应用柴胡剂，这是对柴胡的性能和作用认识不够有关，值得作进一步探讨。

阳明病的主证是："胃家实"，但是，在《伤寒论》中还有"身热、汗自出、不恶寒、反恶热"的外证（一般称为"经证"）。八纲辨证是属里、实、热证。不论哪一种热性传染病，若其临床表现为：日晡潮热，不大便，或热结旁流，腹鞕满，舌黄燥，或芒刺，脉滑实等，中医辨证就是属于阳明腑实证。根据病情轻重，选用大、小承气汤急下以救津。如果无大便燥结，腹不鞕满，仅是发热不恶寒，口渴、舌干苔黄质红，脉滑大，这是阳明经证，一般以白虎汤或白虎加人参汤治之，清热以益气。

阳明病在温热家的卫气营血辨证，是隶属于气分热化证，也是急性传染病趋向极期阶段的表现。由于温热家对温病的治疗，重视救阴，所以创造了增液汤、清营汤等的清热养阴剂。又如对兼有阳明腑实证的，则有增液承气汤、黄龙汤之类，一面攻下通腑，一面滋养津液。这对于急性传染病的治疗方面，增加了不少新的方法，以弥补白虎、承气之不足。

但是，白虎汤的主药石膏，承气汤的主药大黄，皆是中医历来的治疫的要药。王学权《重庆堂随笔》说："石膏，余师愚以为治疫主药，而吴又可（治疫）专用大黄。"可见虽同称为疫，而其致病因素、病变机理、临床表现等等，各有不同，故治亦各殊。实践证明，临床上如对乙型脑炎、流行性脑脊髓膜炎之类的疾病，可宗余师愚的方法；治伤寒、副伤寒、传染性肝炎之类的疾病，可取法吴又可。总的来说，都是在《伤寒论》阳明病证治的基础上而发展起来的。

值得注意的就是阳明病虽属气分热化证，但极易伤津耗液，使邪热陷入心包，而引起昏迷、痉厥等危重症状。对这种昏迷、痉厥的治疗，在《伤寒论》惟局限于承气汤之攻下，而温热家则运用紫雪丹、至宝丹，并还创制了神犀丹、安宫牛黄丸等开窍醒脑的方药，大大提高了疗效。

太阴病的主证是：腹满而吐，食不下，自利益甚，时腹自痛。”很明显，这是脾胃消化功能障碍的病变表现。以八纲辨证来分析，是属于里虚而寒的证。

由于脾是后天之本，为生化之源，所以很重视调理脾胃的功能。关于脾胃病变的治疗，除太阴病篇外，如《金匮要略》的腹满、寒疝、宿食、呕吐、哕、下利诸篇，均是论述脾病证治的文献，应与《伤寒论》的太阴病互为参考。著名的李东垣《脾胃论》，治疗脾胃病变的方剂，不少是由《伤寒论》、《金匮要略》中的理中汤、建中汤、四逆汤、泻心汤等化裁而出，而且又有了较大的发展。

在温热家来说，如叶香岩《外感温热篇》说的“舌苔不燥，自觉闷极者，属脾湿盛也。”薛生白《湿热病篇》的“湿热证，初起发热，汗出，胸痞，口渴，舌白，湿伏中焦……。”吴鞠通《温病条辨》的“足太阴寒湿，痞结胸满，不饥不食……”等等的文献，可以看出太阴病在温热辨证中，也是隶属气分证。特别是温热家还指出太阴病与湿的关系是很密切的，所以提出有燥湿、化湿、渗湿等治疗方法。又如明·吴又可《温疫论》所说的温疫初起，治以达原饮。吴氏虽未说及与湿有关，但从其病变表现，达原饮所组成的药物功能来看，仍属湿病的范畴，所以近世称吴氏所指的温疫为湿疫，不无根据。

但是，在外感病过程中所表现的太阴病，以湿和热并为较多，正如叶香岩所指出的“在阳旺之躯，胃湿恒多，在阴盛之体，脾湿亦不少，然其化热则一。”这是它的特点，与那些内伤病的脾胃功能障碍或衰竭的疾病，是有差异的。

少阴病的主证主脉是：“脉微细，但欲寐。”它是心或肾受病所致。少阴病虽属里虚证，可是它的性质，可分为四逆汤、真武汤之类的温经通阳剂所治疗的心阳衰弱的阳虚证或亡阳证，以黄连阿胶汤、猪苓汤之类的滋阴清热剂所治疗的肾阴亏损，心火亢盛的阴虚证。

由于少阴病有阳虚和阴虚两大类的不同性质，在温病卫气营血辨证来看，少阴病的阳虚证，仍属气分寒化证；少阴病的阴虚内热证，则隶属于营分证，甚至也有迫血妄行的血分证。如“少阴病，八九日，一身手足尽热者，以热在膀胱，必便血也。”又“少阴病，但厥无汗，而强发之，必动其血。”但是，《伤寒论》少阴病篇，对阳虚证的论述较详，对营液涸竭的阴虚内热证，特别是辨证的指征，语焉而不详。治疗方法，也不很完备。温热家在这方面确作了很多的补充。例如：对邪入心包，肝风扇动的昏迷、痉厥证，采用了清热养阴，开窍镇痉法；对伤营动血证，采用了清营凉血法或活血化瘀法；对阴竭阳亢证，还采用了育阴潜阳法或养阴复脉法。所有这些，对急性热病的营分证、血分证，或营血两燔证的辨证和治疗，确有了很大的贡献，值得重视。

厥阴经从属于肝和心包络。《伤寒论》厥阴病的提纲：“消渴，气上撞心，心中疼热，饥而不欲食，食则吐蛔，下之利不止。”这是蛔虫病发作的临床表现，作为厥阴病的辨证提纲，是值得商讨的。因此，我在临床辨证上，常以《素问·热论》的“耳聋，囊缩而厥，水浆不入，不知人”等证为依据。

厥阴病在八纲辨证，可以说是寒热夹杂，虚实相兼，变化多端，但在急性热病范围来看，属营分证为主，这可从薛生白《湿热病篇》“湿热证，七、八日，口不渴，声不出，与饮食亦不却，默默不语，神识昏迷，……此邪入厥阴……”条，予以说明。

至于“厥”，是厥阴病重要症候之一。《伤寒论》说：“凡厥者，阴阳气不相顺接便为厥。厥者，手足逆冷者是也。”但是，厥，一般可分为热厥、寒厥（或称脏厥）和蛔厥。

热厥，是在高热的情况下，出现四肢厥冷，脉象沉伏，也就是《伤寒论》所说的“厥深者热亦深”的病变。这些病变，较多是在急性热病的过程中而出现。《伤寒论》的“伤寒，脉滑而厥者，里有热，白虎汤主之。”这为热厥的治疗提供了线索。

寒厥，又称为脏厥，是属虚寒性的病变，较多见于大量失水、失血，或剧烈疼痛的情况下而发生，可伴有循环衰竭。《伤寒论》如“大汗，若大下利而厥冷者，四逆汤主之。”又如“手足厥寒，脉细欲绝者，当归四逆汤主之”等等，都是治疗寒厥的方法，证之临床，确具有较好的疗效。

蛔厥，因剧烈疼痛而引起的厥证，临床上常用乌梅丸治疗，获得良效。

此外，如生脉散、苏合香丸等等，对治疗厥证，亦各有其一定的疗效，值得参考。

综上所述，六经辨证与脏腑、八纲及卫气营血辨证等，既有横的联系，又有纵的关系。由于疾病的变化是错综复杂的，因而，不论六经见证，脏腑见证，或卫气营血见证，各证都不是孤立的，而是有合有并，有顺传，有逆传，尤其是八纲的表与里、寒与热、虚与实，甚至阳与阴，都不是绝对的，而是相对的。正因为这种关系，所以还有表中兼里、寒中兼热、虚中兼实的病变属性。对此复杂的病变，如果没有以六经、三阳三阴的系统概括，作为辨证指标的基础，很难辨别病变的部位、性质及属性。但是，各种辨证法则，各有它的优缺点。因此，在临床上具体应用，必须相互贯通，取长补短，尽可能结合辨病，既要掌握它的原则性，又要有它的灵活性。只有这样，才能作出较全面、较正确的辨证，为治疗提供依据。

卫气营血辨证在温热病学上的作用和意义

“营卫”两字，在古典文学上，如尔雅“营卫守固，皆在外垂”，似有外捍内固的保卫意义。《内经》中有：“积寒留舍，营卫不居”；邪溢气壅，脉热肉败，营卫不行，必将为脓”；

"营卫稽留，卫散营溢，气竭血著"等记载，这是医学方面运用"营卫"，来代替机体内某些内外屏障机构的先例。张仲景的《伤寒杂病论》，也有引用"营卫"两字，来解释某些发病机制，例如"太阳病，发热汗出者，此为营弱卫强……。"又如"病常自汗出者，此为营气和，荣气和者，外不谐，以卫气不共荣气谐和故尔。"这是以"营卫"代替机体内某些调节体温装置的例子。但是也有很多人认为"营即为血，卫即为气"。

到了清代，叶香岩《外感温热篇》倡"温邪上受，首先犯肺，逆传心包。肺主气属卫，心主血属营……。"又曰："大凡看法，卫之后方言气，营之后方言血。在卫汗之可也；到气才可清气；入营犹可透热转气，如犀角、元参、羚羊角等物；入血就恐耗血动血，直须凉血散血，如生地、丹皮、阿胶、赤芍等物。否则前后不循缓急之法，虑其动手便错，反致慌张矣。"这时"营卫"在医学上的作用和意义，和《内经》、《伤寒论》等，有了改变。

过去一般"以营为血，以卫为气"，自叶香岩倡温邪入营入卫学说后，因此，很多人就将入卫说做病原毒素伤害在气分；将入营认为是病原毒素窜入血液循环系统。究竟是怎样一回事，还是疑问。

古代（指周秦以迄唐宋）对一般急性热性传染病，都概括地称为"伤寒"，所以《内经》有"今夫热病者，皆伤寒之类也"。《难经》有"伤寒有五：有中风，有伤寒，有湿温，有热病，有温病。"仲景著《伤寒论》，也以当时通行的名称，作为书名。《千金方》引小品曰："伤寒雅士之辞，云天行瘟疫，是田舍间号耳"。许仁则论天行病曰："此病方家呼为伤寒"。金元以降，医学在原有的理论和方法的基础上，有了发展。自秦景明创江南无正伤寒之说后，温热派日益盛行，不仅在治疗方面有了新的成就，而温病的名称，也更加的广泛和普遍，大有将前此的广义伤寒取而代之的现象，对一般急性热性传染病，总称为温病了。

现在，根据急性热性传染病的致病因素来说，急性热性传染病的发作，是取决于病原体在机体内生存的适应力和机体对病原作用所产生的反应。所以不论是病原体的内毒素或外毒素，毒血症或菌血症，它所引起的病变，能影响了整个机体的生理机能，特别是毒素在血液中的游离。譬如疟疾，其疟原虫以人体的红血球为其生活场所——也有些血球外型，生息在网状系统内，临床上一般征候表现是：寒热往来，呕吐，消化不良，体疼，脾肿，舌苔白腻或者是黄腻，但是也有独热不寒，舌光绛，神识昏迷的脑症状。又如肠热病（肠伤寒），一般在第一病周时，有轻度的恶寒和发热，口渴，或渴不引饮，舌苔薄白，或黄腻，皮肤间现蔷薇疹。到了第二病周，或第二病周末，由于病势的进展，体温稽留在中等度以上，舌苔转变而呈焦燥，或者光绛而干，甚者神昏谵语，大便秘结或下痢。照上面这两种疾病的发展过程来说，例如疟疾的一般症候，和肠热症第一病周时的临床象征，是否就为病邪（毒素）在卫分或者在气分，等到发现舌光绛而干，神昏谵语，那时是邪入营分或者血分。就中医的学说而言，确是这样。如果以西医的理论来说，很难理解，而且也说不通。

据我个人认识，叶香岩《外感温热篇》所说的“卫气营血”，不是指某些病毒损害某些器官和组织，而是将各种急性传染病的发展过程中所表现的证候，以综合和辨证的方法，划分为“卫气营血”四种不同类型的证候群，作为治疗的标志，也是在仲景“六经”辨证的基础上，演变出来的同一体系的辨证治疗法则。

《伤寒论》的六经与温热家的卫气营血的辨证，其异同点是：六经定证，其特点重在诊脉，参之以其他的症候，来观察心机能之强弱，故太阳病之脉浮，少阴病之脉微细，分阴阳表里为大纲。温热家的卫气营血，其特点主在望舌，参合脉证，以审津液之润涸，故曰“温病以救阴为主”。但是这两种的辨证方法，须相互并重，不宜偏废。中医对各种传染病在各个不同阶段所表现的各种不同症候，除归纳在六经的范畴外，并可结合“卫气营血”的标志，以审辨津液（包括组织液、血液）的质和量的变化，借此以探测病势的进展或消退，并决定治疗的方针。这种辨证治疗的法则，确有它一定的规律性和完整性。

《外感温热篇》指出：在卫可发汗，可渗湿。卫分阶段，津液一般未受耗伤，故可发汗，或利尿。“到气才可清气”，这时病势已进入发展阶段，有劫津耗液的可能，治以“清”法为主，有湿尚可化湿。“入营”是津液已受耗灼，同时神经系统也遭受了威胁，其表现是：舌光绛而干，唇焦齿垢，神识不清，谵语；如果再有心力衰竭征候出现，便是进入极期。这一时期的疗法，以滋润养阴外，还要顾虑到心脑机能的衰竭，适当地采用至宝丹、安宫牛黄丸、紫雪丹等，以防止痉厥，也是必要。“入血，就恐耗血动血”，这时，血毒症象已很严重，除了发现上面入营证候外，可能还有各种出血的倾向同时出现，必须以大剂的凉血解毒。这些是温热病学上辨别卫气营血病型和治疗方法大概情况。

温病的证候，既然有卫气营血的分类，治疗所应用的药物，大致也有卫气之药和营血之药的区别。一般说来，凡具有芳香辛辣气味者，如桑叶、菊花、豆豉、薄荷、厚朴、藿香……之类，为气卫之药。此外，如石膏、知母、黄连、黄芩、连翘……为清气之药。具有甘寒或咸寒的性味，而富于黏液质或成胶质者，如生地、元参、麦冬、阿胶、龟甲……之类，为营分药。另外，如紫草、丹皮、赤芍……为血分药。如果对“卫气营血”证候的鉴别混乱，见卫证而投营药，见营证而投卫药，都可能造成错误，招致不良的后果。

中医虽则没有病原生物学的知识，也没有实验诊断方法，而能治疗各种急性传染病，就是依靠这些在临床实践中所创造出来的逻辑辨证法，来处理疾病。石家庄和北京市的中医治疗乙型脑炎，获得的效果，就是运用这种方法的事实证明。

对叶天士温病学说的探讨

叶天士，名桂，又号香岩，生于清·康熙乾隆间（约公元1665～1745年），先世居安徽歙县，迁徙于江苏吴县（即今苏州市），为清代的杰出医家，特别是他对温病学说的理、法、方、药有着创造性的成就。今就叶氏游洞庭山，门人顾景文随之舟中，以当时所语信笔录记的《温热论》（王孟英《温热经纬》称《外感温热篇》）来探讨他的温病学说。

（一）温病卫气营血辨证的传变规律

叶氏在吸取前人的经验基础上，结合自己的临床实践，感到《伤寒论》六经辨证尚有不足之处，因而，他在六经辨证的基础上创造了温病学的卫气营血辨证，直到现在仍有指导临床的意义。

叶氏说："大凡看法，卫之后方言气，营之后方言血。在卫汗之可也到气才可清气入营犹可透热转气，如犀角、元参、羚羊角等物入血就恐耗血动血，直须凉血散血，如生地、丹皮、阿胶、赤芍等物。否则前后不循缓急之法，虑其动手便错，反致慌张矣。"这是概括性地指出温病演变的一般规律。并指出入营犹可透热转气，说明转气是病变好转的表现。

知其常始能知其变，由于温邪的毒性有轻重之不同，各人的抗病力和敏感性有强弱之差异，因而它的病情传变，可有不循一般常规，而是在卫证时突现神昏痉厥的邪入心包证。叶氏说："温邪上受，首先犯肺，逆传心包。"这里所说的逆传，就是指不循一般规律而突变的症征而言，为病势危重的表现。它与吴又可《温疫论》里的"一日三变，急证急攻"有着类似的性质。用“逆传”二字意味着是突变。王孟英说：“邪从气分下行为顺，邪入营分内陷为逆也。苟无其顺，何以为逆？”这个见解，颇有道理。同时以“逆传”二字还可以引起人们对这种突变危证的警惕，使能予以积极救治，或可转危为安，寓意颇深。

但是卫气营血的见证，各证在临床上具体的病程中可单独出现，但较多病例出现气营并见，或营血两燔之证。所以对卫气营血的四证不能机械地割裂，必须根据病情，辨其主次轻重。

战汗，是疾病的转归。叶氏说：“若其邪始终在气分流连者，可冀其战汗透邪，法宜益胃，令邪与汗并，热达腠开，邪从汗出，解后胃气空虚，当肤冷一昼夜，待气还自温暖如常矣。盖战汗而解，邪退正虚，阳从汗泄，故渐肤冷，未必即成脱证。此时宜令病者安舒静卧，以养阳气来复，旁人切勿惊惶，频频呼唤，扰其元神，使其烦躁。但诊其脉，若虚软和缓，虽倦卧不语，汗出肤冷，却非脱证；若脉急疾，躁扰不卧，肤冷汗出，便为气脱之证矣。更有邪盛正盛，不能一战而解，停一二日再战汗而愈者，不可不知。”叶氏将战汗的临床表现、病机及处理方法，作了阐述。值得注意的，就是战汗，多为邪在气分流连，可冀发汗。如营分证突发寒战，肢厥脉伏，或爪甲青紫，非中毒性休克，即为循环衰竭，需与战汗严格区别，细致观察。魏柳洲说：“脉象忽然双伏或单伏，而四肢厥冷，或爪甲青紫，欲战汗也，宜熟记之。”个人经验，战汗以神清脉匀最为重要。

（二）辨卫气营血的主要症征

1. 察神

心主神。邪入心包，轻者烦躁谵妄，重者狂乱昏迷。察神就是观察患者精神意识的状态，从而推断病情的轻重，作为入门的先导。所以叶氏在他的《温热论》第一条就提出“逆传心包”，引人以警惕，足见叶氏是非常重视察神。

叶氏说：“营分受热则血液受劫，心神不安，夜甚无寐。”又说：“再论其热传营，舌色必绛。绛，深红色也。……纯绛鲜泽者，包络受病也，宜犀角、鲜生地、连翘、郁金、石菖蒲等。延之数日，或平素心虚有痰，外热一陷，里络就闭，非菖蒲、郁金等所能开，须用牛黄丸、至宝丹之类以开其闭，恐其昏厥为痉也。”指出心神不安，夜甚无寐，是邪入心包之预兆，昏迷痉厥，为邪入心包之后果，是皆由于营分受邪，津液耗劫所造成。

邪入心包，尚有挟痰挟瘀及酒毒冲心之兼证。叶氏说：“至舌绛，望之若干，手扪之原有津液，此津亏湿热熏蒸，将成浊痰蒙闭心包也。”临床上的肝性昏迷较多见有这种现象。叶氏又说：“再有热传营血，其人素有瘀伤宿血在胸膈中，挟热而搏，其舌色必紫而暗，扪之湿，当加入散血之品，如琥珀、丹参、桃仁、丹皮等，不尔，瘀血与热为伍，阻遏正气，遂变如狂、发狂之证。”这与吴又可所说的“主客交”似同一辙，也可与薛生白《湿热病篇》的“湿热证七八日，口不渴，声不出，与饮食亦不却，默默不语，神识昏迷，进辛香凉泄、芳香逐秽俱不效，此邪入厥阴，主客浑受……”条，互为印证。这是另一类型的邪入心包证。

2. 察舌

察舌是观察舌质、舌苔的色泽和润枯的变化，为辨别病属卫气，或属营血的重要指征。《温热论》专论舌象变化的条文，占有很多的篇幅，其重要性足可想见。

叶氏将白色舌苔分为：白而薄者，为外感风寒；白而不燥，或黄白相兼，或灰白不渴，属外邪未解，或邪郁未伸；苔白厚而干燥，为胃燥伤气；苔白而干薄，为肺津伤也；白苔绛底，为湿遏热伏；白如碱者，为胃中挟有浊秽；苔白黏腻，口甜者，为脾瘅病。

将黄色舌苔分为：黄或兼浊，要有有地之黄；苔光滑者乃无形湿热，中有虚象；苔黄如沉香色、或灰黄色、或老黄色、或中有断纹，为里结阳明；苔黄不甚厚而滑者，热未伤津；虽薄而干者，邪虽去而津受伤也。

将舌苔绛色分为：红兼黄白者，为气分之邪未去（即气营互见证）；舌纯绛色鲜者，为包络受病（“乙脑”多见此舌）；中心干者，乃心胃火燔，劫烁津液；舌心干，四边色红，中心或黄或白者，此非血分，乃上焦气热烁津；紫而暗，扪之湿，为宿血挟瘀；绛而上有黏腻，似苔非苔，中挟秽浊；绛舌欲伸出口，抵齿难伸，为痰阻舌根，有内风也；舌绛而光亮，胃阴亡也；舌绛而干燥者，为火邪劫营；舌绛而有碎点白黄者，当生疳也（为口腔黏膜霉菌感染）；大红点者，为热毒乘心；虽绛而不鲜，干枯而萎者，肾阴涸也；舌独中心绛干者，为胃热心营受灼也；舌尖绛独干者，为心火上炎；初病舌干，神不昏，为津液素虚，若神已昏，此为逆传心包，内匮之证；舌上芒刺皆为上焦热极之象；舌苔不燥，自觉闷极者，属脾湿盛也；舌胀大不能出口，为脾湿胃热，郁极化风，而毒延于口；舌苔如烟煤隐隐，若燥者，为胃液损伤，若润者，为胃气不足；舌黑而滑，为水来克火，若兼见短缩，肾气竭也；舌黑而干者，为津枯火炽；燥而中心厚者，为土燥水竭。

综上所观，舌苔或白或黄，或黄白相兼，虽多属卫气之证，然又有燥湿之别。一般说来，不管苔色黄白，其溱溱而湿润者，为湿邪未化之证；其燥而无津者，为邪已化热。舌绛者，虽多属劫津耗液之营血证，然亦有润干之殊，特别是有挟秽挟痰。宿瘀化风之症，亦表现于舌象。如绛舌上浮腻浊之苔，为挟秽；痰缠舌本为挟痰；绛而带紫为宿瘀；舌短难伸，或伸而舌颤震者，为有内风。又如同一黑苔，或烟煤隐隐，亦有润干之不同，而分其属虚属实。诸如此类，可见对舌象的观察，根据舌苔的色泽，质的润枯，苔的厚薄，以及舌的活动度，并结合其他症征等综合分析，才能作出正确的辨证。叶氏察舌，言简意赅，甚为精辟，补前人所未发。这不仅对温病辨证有其很大价值，就是对内伤杂病亦有同样的意义。

3. 验齿

验齿亦是温病辨证指征之一。叶氏说："齿为肾之余，龈为胃之络，热邪不燥胃津，必耗肾液，且两经之血皆走其地，病深动血，结瓣于上。阳血者，色必紫，紫如干漆；阴血者，色必黄，黄如酱瓣。"又说："阳血若见，安胃为主；阴血若见，救肾为要"。叶氏将堆积在齿龈周围的血色来区别阴阳，认为阳血是邪实胃热的关系，而阴血是肾液亏损所致。一实一虚，故治法亦有重在祛邪和重在救阴之异。对此，在验齿及察血色之同时，结合全身情况，特别是在今天，还可参考血液的化验检查，有助于诊断和辨证。尤其是对有否发生弥漫性血管内凝血的病变有更大的意义。

此外，如对齿牙的垢秽和色泽，咬牙啮齿等亦作了分析，为辨证提供了依据。叶氏说："齿若光燥如石者，胃热甚也。若无汗恶寒，卫偏胜也，辛凉泄卫透汗为要。若如枯骨色者，肾液枯也，为难治。若上半截润，水不上承，心火上炎也，急急清心救水，俟枯处转润为妥。"这就是以齿色为辨证。至于咬牙啮齿，叶氏认为是湿热化风痉病。但咬牙有胃热走络及胃虚无谷以内营的虚实之殊，亦须参合脉证而辨证。

4. 辨斑疹

斑疹是某些急性传染病的重要特征。叶氏对斑疹的观察，认为点大而在皮肤之上者为斑；点小，出头隐隐，或琐碎小粒者为疹。从斑疹的色泽，认为红润者为吉，紫黑者为凶。并指出斑疹皆是邪气外露之象，斑出宜神情清爽，为外解里和；如斑出而神昏者，为正不胜邪，内陷为患，或胃津内涸之故。叶氏又说："如色淡红，四肢清，口不甚渴，脉不洪数，非虚斑即阴斑，或胸微见数点，面赤足冷，或下利清谷，此阴盛格阳于上而见，当温之。”这里所指的虚斑或阴斑，在急性传染病来说，可能是由于严重的毒血症所引起周围循环衰竭的关系而产生。这种症状，在流行性脑脊髓膜炎的华佛氏综合症，往往可以出现。此外，如出血热亦可能会发生这样的现象，但需要作流行病学及多种化验检查，予以鉴别。特别是要与其他的出血性疾病，如血小板减少性紫癜、过敏性紫癜、“再障”等严格区别。

以上 4 个方面的症征，都有其内在联系，不能分割，而且还要与其他症状，如热型、咳嗽、胸腹痞满、腹痛、大便、小便出血等等相互参证，综合分析，才能作出正确的辨证和诊断，为治疗提供依据。

值得提出的，个人体会，叶氏所谓卫气之证，是病变虽正在发生或进展阶段，而胃津肾液（即体液方面）未受明显的损耗，神经系统，特别是中枢神经系统未遭严重损害的表现。营血之证，是胃津肾液受到严重的耗劫，神经系统遭到显著损害的表现，这是它的特点。我们决不能理解卫气之证是病原体或其毒素只逗留在卫气部分，营血之证为病原体或其毒素始进入营血部分。如果这样理解，就会陷于形而上学的观点。由于急性热病的发生和发展过程中或多或少影响体液代谢（包括电解质紊乱）及神经系统功能的正常活动，叶氏以察神、辨舌、验齿作为温病卫气营血辨证的重要依据，确有其创造性的贡献，值得推崇。

（三）温病的治疗法则

叶氏《温热论》所指的温病虽以风温湿温为论述的对象，而对其他多种温病的辨证和治疗，亦有一定普遍性的指导意义。

对卫分证的治疗“在表初用辛凉轻剂”与《伤寒论》太阳病之用麻、桂的辛温，一凉一温，显有区别。叶氏说：“辨营卫气血虽与伤寒同，若论治法，则与伤寒大异也。”前人谓

"伤寒方不能治温病"，可能就是在于寒温之别的关系。

叶氏对卫气证还提出挟风加薄荷、牛蒡等；挟湿加入芦根、滑石。所以有透风于热外的辛凉散风法和渗湿于热下的甘淡祛湿法。这较《伤寒论》太阳病的治法，特别是采用银翘一类药物，而向解毒方面迈出了一步。

气分证有热化和湿化两大类。叶氏对热结阳明亦认为可用攻下法。但主张下之宜轻，并说"伤寒大便溏为邪已尽，不可再下；温病大便溏为邪未尽，必大便硬，慎不可再攻也。"这是叶氏经验之言。

尚有邪在气分流连，如现《伤寒论》的阳明经证者，主以甘寒，重证则以白虎汤加生地；轻证则以梨皮、蔗浆之类。这类病变实际已显露气营两燔之象。但是叶氏谆谆告诫："法应清凉，然到十分之六七即不可过于寒凉"，免伤胃气。说明叶氏治温病亦很重视胃气之存亡。对卫分湿未化热，症见脘中痞闷而满，口不渴，或渴而喜热饮，舌白不燥或黄白相兼者，叶氏指出"慎不可乱投苦泄，……宜从开泄，宣通气滞，……如近俗之杏、蔻、橘、枳等轻苦微辛，具流动之品可耳。"叶氏自制的甘露消毒饮，实可取法。吴鞠通的三仁汤、宣痹汤等亦可随证选用。特别是脾湿盛者，我常选用吴又可的达原饮，可奏较好的疗效。对邪留三焦，如伤寒中之少阳病者，叶氏认为伤寒要和解表里，温病要分消上下，不敢选用柴胡制剂，仅采用温胆汤，或杏、朴、苓等燥湿和渗湿之药，似有保守。对湿渐化热，证见脘腹痞痛，舌黄或浊者，主张用苦泄，可与小陷胸汤随证治之。个人体会对气分偏湿证，芳香化浊法确是较好的疗法。

温病表现为营分证，主要是热邪灼津耗液，甚至邪入心包或煽动肝风。叶氏说："营分受热则血液受劫，心神不安，夜甚无寐，或斑点隐隐，即撤去气药。如从风热陷入者，用犀角、竹叶之属；如属湿热陷入者，犀角、花露之品，参入凉血清热方中。若加烦燥，大便不通，金汁亦可加入”，“或其人肾水素亏，虽未及下焦，先自徬徨矣，必验之于舌，如甘寒之中加入咸寒，务在先安未受邪之地，恐其陷入易易耳。”说明以甘寒养胃津，用咸寒育肾液，有其严格的区别。

邪入心包，亦是营分证所常见的病理变化，叶氏采用牛黄丸、至宝丹或紫雪丹等之开窍宣闭，是叶氏突出的经验，为救治热病昏迷、痉厥等危症，开辟了一条新的治疗途径。

此外，对营血证，尚有瘀血与热为伍阻遏正气，遂变如狂发狂的神识错乱者，叶氏主张在清热养阴的同时，加入琥珀、丹参、桃仁、丹皮等活血之品。对因酒毒冲心而发神识昏乱者，在清热养阴剂中加入黄连，以泄心火。特别是对温毒入营，耗津劫液，叶氏自制了神犀丹。吴鞠通《温病条辨》的化斑、清营等汤，即导源于此，确是良好的方剂，不可忽视。

叶氏对急性热病创造了卫气营血辨证，以补《伤寒论》六经辨证之不足，到目前尚有效地指导临床。但受当时历史条件的限制，对多种急性传染病的病原体、病理机制等的认识尚有距离。他对治疗温病，采用清热解毒、芳香化浊、育阴清营、开窍宣闭等方法的应用，尚有待于我们作进一步的研究和提高。

略论王孟英的医疗经验

王孟英，名士雄，号梦隐，生于清嘉庆十三年（公元1808年）。原籍海宁，后迁杭州，为医学世家。其曾祖学权，著有《重庆堂医学随笔》。王氏年甫弱冠，即致志于医，究心《灵枢》、《素问》，攻研《伤寒》、《金匮》及诸家医书，遍览娴熟。临症悉心研讨，屡起沉疴，对于温病，尤为擅长。现存著作有《随息居霍乱论》、《温热经纬》、《四科简效方》、《归砚录》及《王氏医案》（原名《回春录》及《仁术志》）等。是继叶、吴之后温热学派的杰出医家。今以《回春录》为主，择其中“因证脉治”较全面的医案，来探讨其医疗经验。

（一）审证周详，用药慎严

王氏每临一症，息心静气，曲证旁参，务究其病情之真而后已，宜其能出奇而制胜。如姚叟树庭之患久泻（见《回春录》第33案），群医杂治不效，佥以为不起矣。王氏诊其脉，弦象独见于右关，按之极弱，断为土虚木贼也。乃出以前诸方阅之，皆主温补升阳。王氏曰：理原不背，义则未尽耳！如姜、附、肉蔻、骨脂之类，气热味辣，虽能温脏，反助肝阳，肝愈强则脾愈受戕，且辛走气而性能通泄，与脱者收之之义大相刺谬。而鹿茸、升麻可治气陷之泻，而非斡旋枢机之品。至熟地味厚滋阴，更非土受木克、脾失健行之所宜。纵加砂仁酒炒，终不通革其腻滑之性，方方用之，无怪乎愈服愈泻，徒藉景岳穷必及肾为口实也。与异功散加山药、扁豆、莲子、乌梅、木瓜、芍药、蒺藜、石脂、余粮，服之果效。

本例王氏以脉参证，并审阅前服诸方，加以分析，究其不效之故，而提出扶脾抑肝，收摄下焦之法，方用异功散加山药、莲肉之益中健脾；加乌梅、木瓜、芍药、蒺藜之敛阴抑肝；特别是加赤石脂、禹余粮收下焦之滑，是具体地运用《伤寒论》“此利在下焦”的御变法，出奇以制胜，取得良好的效果。

又如康康侯副转因湿热误补，气机阻塞，津液凝滞而成痰病的治案（见《回春录》第94案），证见脉象滑数，右歇左促，且肝部间有雀啄，气口又兼解索，望其面宛如熏黄，头汗自出，呼吸粗促，似不接续，坐卧无须臾之宁，便溺涩滞，浑赤极臭，心下坚硬拒按，形若覆碗，观其舌边色紫，苔黄，殊不甚干燥。问其所苦，曰：口渴甜腻，不欲饮食，苟一合眼，即气升欲喘，烦躁不能自持，胸中懊侬，莫可言状。审其夏间起病，闻自心悸少寐。杨某以为虚而补之。时尚出差办事，暑湿外侵，受而不觉，迨闹差未竣，其病斯发，而诸医之药，总不外乎温补一途，以致愈补愈剧。王氏认为脉证多怪，皆属于痰。今胸痞如斯，略无痰吐，盖由痰能阻气，气不能运痰耳！宜于温胆中加薤白、蒌仁通其胸中之阳，又合小陷胸汤为治饮痞之圣法，参以栀豉泄其久郁之热，以除懊侬，佐以兰草，涤其陈腐之气而醒脾胃，速投2剂，各恙皆减，脉亦略和。而病者以为既系实证，何妨一泻而去之，连服大黄丸2次，承气汤半帖。王氏急止之曰：畏虚进补固非，欲速妄攻亦谬。越日下部果渐肿。再以前法加黄芩合泻心意，再配雪羹投之，痰果渐吐，痞亦日消，而自腹至足以及茎囊，肿势日加。王氏谓势已如此，难以遽消，但从三焦设法，则自上而下，病必无虞，与桂苓甘露饮意投之。次日痰中带血甚多。王氏曰：湿热熏蒸不已，自气及营矣。继以知、柏、生地、犀角、鳖甲、白芍、苡仁、贝母、石斛、茅根、麦冬、滑石、栀子、藕汁、童溺投之而止。逾数日又吐，且肢冷自汗，心馁畏脱。姚平泉谓为气不摄血，当主归脾汤以统之。举家惶惶，连请诊者3次。王氏曰：脉来屡变……然望闻问切不可独凭于指下，今溲如赭石汤，浑赤有脚，其为湿热之病，昭昭若揭。坚守前议，服2剂果止。王氏曰：血之复吐也，由于气分之邪以扰及也，欲清气道之邪，必先去其邪所依随之痰。盖津液既为邪热灼烁以成痰，而痰反即为邪热之凶险也，不妨峻攻其实，而缓行其势。初进滚痰丸三钱，得下泄气一次。副转云：40日来未有之通畅也。连投数日，始解胶痰黑矢多遍，而小溲亦渐清长，苔色亦退，寝食遂安，惟下部之肿犹尔也。于是专治其下部之肿，以固本加知、柏、贝母、花粉、旋覆、橘络、丝瓜络、羚羊角、楝实、葱须、豆卷、薏苡、竹沥出入为剂，二、三帖，其高突隆肿之处，即觉甚痒，搔之水出如汗，而作葱气，六七日后，两腿反觉干瘦燥痛，茎囊亦随之而消矣。盖寒湿则伤阳，热湿则伤阴，血液皆阴也，善后之法，还应滋养血液，稍佐竹沥以搜络中未净之痰，而竟寻愈。

本案为病情变化比较复杂而理法方药记述较全的一个病例，对探讨王氏学术思想甚有价值。王氏认为湿热成痰，是致病之因，肺胃为受邪之位，气机阻塞，喘促胸痞，湿热熏蒸，由气及营而咯血，痰窜经隧而腿肿等等，皆为病机演变之表现。故其治疗，自始至终，以涤痰清络为基础，清营凉血，滋阴固本诸法，随证化裁。在治疗过程中，患者曾自服大黄丸、承气汤半帖，王氏急止之。而咯血止后，王氏又用礞石滚痰丸，使病变大见转机。按滚痰丸与承气汤、大黄丸虽同为攻下之剂，而配伍不同，作用亦异。此中异趣，正如曹炳章氏在眉批中指出："前云不可妄攻，此又投峻下之剂，何也？盖前徒攻其热，故不中病，而致生他证；此则直攻其痰，始能与病相当也。"言颇中肯，确有启发。特别是对本例的治疗，王氏虽均与顾听泉商酌而决定，但其他诸疾，屡起异议，而王氏镇静不摇，坚守不渝，若非根基深厚，胸有成竹，曷能排诸议于不顾，起沉疴于垂危？观此一案，举一反三，足见王氏审证周详，用药严谨，值得效法。

（二）保津养液，曲尽其妙

温病以救阴为主的治则，是根据温邪较易热化，导致耗伤津液这一规律而提出的。但是救阴之法，有以甘润或咸寒之药以治津液已伤之症，也有以苦寒攻下之药泻热以保津，即所谓急下而救津。前者是救阴以驱邪，后者乃驱邪以保阴，是辨证的统一。在具体应用上，确有其恰当与不恰当之别。诚然，尚有两者配合而应用。试观王氏治栖流所司药陈芝田，于仲夏患感（见《回春录》第57案），诸医投以温散，延至旬日，神昏谵妄，肢搐耳聋，舌黑唇焦，囊缩溺滴，胸口隐隐微斑，脉细数而促。王氏曰：阴亏热炽，液将涸矣。遂用西洋参、元参、生地、二冬、知、柏、楝实、石斛、白芍、甘草梢、银花、木通、犀角、石菖蒲大剂投之。次日复诊，其家人云：七、八日来，小溲不过涓滴，昨药服六、七个时辰后，解得小溲半杯。王氏再于前方加龟甲、鳖甲、百合、花粉大锅煎之，频灌勿歇。如是者八日，神气始清，诸恙悉退，调治匝月而瘳。

本例系温病入营，热炽阴涸之证，王氏以救阴而驱邪。始终投以大剂龟甲、鳖甲之咸寒，配合洋参、二冬、生地、石斛之甘润救已涸之液，佐入银花、知、柏之解毒；犀角、白芍、楝实之凉血；木通、草梢之通利，特别是在一派甘寒生津养液、清热解毒之剂中，反佐一味辛开宣通之菖蒲，犹舟之有楫，车之有轴，匠心别具，意义深远，启人茅塞。

又如石芷卿患感（见《回春录》第 86 案），先时张某连投紫、葛等药，热果渐退，而复热之后，势更孔甚。乃延王氏诊治，先以栀、豉、芩、连等药，清解其升浮之热，俟邪归于府，脉来弦滑而实，轻用承气汤下之，服后果下黑矢，次日大热大汗，大渴引饮。王氏认为是府垢行而经热始显，与竹叶石膏汤，2 剂而安。继以育阴充液，调理而康。

本例系王氏治热结阳明胃府急下以救阴之医案。观其治疗，先以清解，继即攻下，再以养阴，步骤井然，借以达祛邪保津之目的，确是曲尽其妙。

值得指出的是，王氏在临床上十分重视辨证施治，尝谓：量体裁衣，而治病者，可不辨证而施治？所以他是极力反对以一定之死方，治万人之活病。如诊治何叟冬月伤风（见《回春录》第 9 案），证见面赤气逆，烦躁不安之象。王氏认为此是真阳素扰，痰饮内动，卫阳不固，风邪外入，有根蒂欲拔之虞。经投以东洋参、细辛、炙甘草、熟附片、白术、白芍、茯苓、干姜、五味、胡桃肉、细茶、葱白，1 剂而瘳。又如治邵奕堂室，花甲之年，冬月患喘嗽（见《仁术志》卷三），坐而不能卧者旬日矣。察脉弦滑右甚，以瓜蒌、薤白、旋覆、苏子、花粉、杏仁、蛤壳、茯苓、青黛、海蜇为方，而以竹沥、莱菔汁和服，投匕即减，10 余剂而愈。以此 2 例而观，病同体异，难执成方，也可说明辨证论治的重要性。

但是，事物总是一分为二的。例如诊许某宿食（见《仁术志》卷三），证见腹中胀闷，大解不行，脉促歇止，满舌黄苔，极其秽黏，体丰肉颤，证颇可危。王氏惟婉言告之曰：不过停食耳！仅告以饮山楂、神曲汤可也。翌晨，胸腹额上俱胀裂而死。明知是宿食之患，何不急投大承气汤之攻下，或可挽救。又如孙位申患感（见《仁术志》卷一），证见耳聋。医者泥于少阳小柴胡之例，聋益甚。王氏视之曰：伏暑也，与伤寒何涉。改投清肺之药，聋减病安，将进善后法矣。忽一日，耳复聋。王氏诊之，莫测其故，因诘其食物云？昨日曾吃藕粉一碗。王氏曰：是矣！肆间藕粉罕真，每以他粉搀混，此必葛粉耳，不啻误服小柴胡1剂。其畏柴、葛如鸠毒，故必处之以解嘲。诸如此案，岂不是王氏白璧之瑕哉乎？我们学习古人医案，必须去其糟粕，取其精华。

养阴法在内科临床上的应用

养阴法大致可分为甘寒养阴和咸寒养阴两大类。前者如沙参、石斛、麦冬、生地……之类即属之；后者如龟甲、阿胶、牡蛎……之类即属之。但是，后者多与前者联合应用。它是具有生津养液，填髓补精之功，能起到清热、凉血、镇静、扶羸的作用。文献报导，养阴法还能提高机体免疫力及调整电解质的紊乱。临床上常用以治疗多种疾病，如急性热病、肺结核、神经衰弱、糖尿病等过程中所引起的伤津耗液、精髓亏损之症，所以它也是扶正法的一个重要方面，值得探讨和研究。

（一）理论依据

关于阴虚的机理和临床表现，《内经》早就有了论述。如《素问·阴阳应象大论》说："阳胜则阴病。""阳胜则身热，腠理闭，喘粗……。"又如《素问·逆调论》说："阴气少而阳气胜，故热而烦满也。”《素问·调经论》“阴虚则内热……。”又《素问·厥论》说：“阴气衰于下，则为热厥。”又《灵枢经·决气》说：“精脱者，耳聋；……津脱者，腠理开，汗大泄；液脱者，骨属屈伸不利，色夭，脑髓消，胫酸，耳数鸣；血脱者，色白，夭然不泽，其脉空虚，此其候也。”所有这些，为我们临床诊断阴虚证，提示了指征，有其一定的参考价值。

养阴法的方剂和药物，在张仲景方中如炙甘草汤治心动悸，脉结代的心荣不足证；如黄连阿胶汤治烦躁不得卧之阴虚阳亢证；如麦门冬汤治大逆上气之肺胃痰火劫阴证；如竹叶石膏汤治热病余邪未净的阴虚证等。特别是张氏根据阴阳互根，气血同源的理论，在养阴法的方剂中如炙甘草汤之地与桂配合；如麦门冬汤之麦冬配合半夏，均很辨证的。

自金元以降，如刘完素之治热病，喜用降心火益肾水的方法；朱丹溪倡“阳常有余，阴常不足”的学说；张景岳对阴虚证主张补以甘凉，好用熟地补肾阴。尤其是明清时期，温热病学的发展，并提出温病以救阴为主的治则，对养阴法的方剂、药物和应用范围，益加广泛，积累了丰富的经验。

（二）养阴法方剂的组成和作用

养阴法的方剂较多，我将内科临床上所常用的方剂，如大补阴丸、三才汤、地黄丸、一贯煎、左归饮……，搜集了30余方，给以统计分析，发现其中以地黄（包括鲜、干、熟地黄）、麦冬为最多；其次，为阿胶、龟甲、元参、白芍。此外，石斛，在《本草图经》早就认为有强阴益精之功，《临证指南》、《王孟英医案》等用以治疗温热伤阴劫液，中风阴虚阳亢证，亦为临床常用的养阴药之一。此外，如知母、玉竹、杞子、怀山药、萸肉、淡菜……，亦均有养阴作用，散见于各方。

由于阴虚证较多是因其他疾病所导致，也有部分是由阴虚素质所形成。由于各种疾病所侵犯的脏器及其特性的不同，因而阴虚的症状，亦有各脏器功能障碍的不同表现，故治疗方剂也有差异。如百合固金汤、清燥救肺汤之类，以治肺阴损伤之证；如补心丹、炙甘草汤之类，以治心营不足之证；如一贯煎、补肝汤之类，以治肝阴耗劫之证；如养胃汤、石斛清胃汤之类，以治胃（脾）阴亏损之证；六味地黄丸、左归饮之类，以治肾阴虚亏之证。又由于各种疾病特性各殊，治法亦随之不同。如玉女煎、竹叶石膏汤之类的清热养阴，宜于热邪灼津烁液之证；如黄连阿胶汤、大小定风珠之类的养阴息风，宜于营液亏损、肝风煽动之证；如犀角地黄汤、化斑汤、清营汤之类的凉血清营，宜于热毒伤营、血热妄行之证。此外，如三才汤、大补阴丸、增液汤等，可谓养阴之基础方，但其功效又各有其特点，如三才汤以冬、地配合人参，具益气以养阴；如大补阴丸以龟甲、熟地配合知柏，具清火以滋阴；增液汤以冬、地之甘寒，配合元参以咸润，纯为清营生津，同中有异。

综上所述，可见养阴法方剂的配合组成，不是单纯的，很多是视病情的不同，复合应用，才能达其治疗目的。特别值得注意的，如麦冬、生地、石斛之类的甘寒，适用于养肺胃之阴；如龟甲、鳖甲、阿胶之类的咸寒，多适用于肝肾的阴精亏损，或久病羸弱之证，这是一般的应用规律。

（三）养阴法临床应用的举例

1. 对外感病（急性热病）的应用

外感病临床辨证，多采用六经或结合卫气营血辨证。对养阴法的应用，在外感病来说，是属于阳邪伤阴之证，说得更清楚些，就是温邪伤营，或动血诸证。它的临床表现，在有发热的同时，可伴有神昏谵语，瘈疭痉厥，斑疹衄血，舌干质红或绛，苔黄燥，脉象滑数，或细数。根据病情的轻重，而选用增液汤、化斑汤、清营汤等，结合开窍醒脑之紫雪、安宫、至宝等以治之。若热结阳明腑实之证，则以增液承气汤荡涤热毒以救阴；若热毒入营，伤津劫液或动血之证，则以清营汤、神犀丹等，解毒凉血以护阴。但是，急性热病如伤寒、副伤寒、或乙型脑炎等恢复期，由于余热久羁，营液亏损，呈现微热不解，形体羸瘦，气短倦怠，肢指颤动，舌质光红而干，脉象弦细之营气两虚证，则宜采用加减复脉汤，或大、小定风珠之类的咸寒育阴，与热盛液耗应用清热为主的方药，有其一定的差异。

病案举例

例1：湿温（伤寒）并发肠出血的治案。

患者翁某，男性，22岁，职工，于1949年2月（农历12月28日）初诊，因发热已达20余日不解，体温波动于38℃～39.2℃之间，神疲而烦，渴不欲多饮，大便微溏，日2～3次，纳差，回盲部触之有过敏感，舌根黄浊，前半及尖边质红，脉象弦缓。血象检查：白细胞6400/立方毫米，分类：中性58%，淋巴40%，单核2%，伤寒血清反应1：95，西医诊断为肠伤寒。中医辨证属湿热蕴结阳明，伤津耗液，热结旁流。治宜清热养津，防其动血之变。方用：葛根9克，黄连5克，黄芩9克，鲜生地30克，麦冬9克，黑山栀12克，鲜芦根1尺。银花15克，甘草5克，服1剂。

二诊：29日凌晨2时。

患者夜半12时许，觉烦躁不安，鼓肠，欲大便，突下血约300～400毫升，体温骤降到36.2℃，肢厥神清而倦怠，默默不语，肠鸣，仍有欲便意，舌苔根黄浊，前半干绛，脉象细数，急投复脉汤加减以救其危。方用：西洋参9克，上肉桂1.2克，鲜生地30克，元参12克，黄连6克，麦冬9克，银花16克，地榆炭15克，仙鹤草30克，炙甘草6克，赤芍6克，服1剂。

三诊：30日下午。

下血已止，精神稍佳，而体温尚有38.2℃，舌苔根部黄浊消退，质仍红绛，脉象濡细，再以清营养阴，于前方减去肉桂，加白薇 9 克，旱莲草 16 克，再服 2 剂。

四诊：正月初二日。

体温午前 36.6℃，午后 37.6℃，大便未行而无所苦，小便黄赤，舌质光红，脉象濡细。营液虽有来复之象，余邪未净，乃于前方减去赤芍、仙鹤草，加怀山药 12 克，继服 3 剂。后以养胃汤合增液汤等随证加减，调理达 20 余日后而愈。

例 2：温毒（败血症）的治案。

患者王某，男性，54 岁，干部，住某医院传染科病房，1978 年 9 月 29 日，发热日间 39℃，夜达 41℃，且伴有两腿疼痛，不能转侧，咳而气急，纳呆腹满，不大便，精神淡漠，舌干燥质红，脉象细数。血检：白细胞 13400/立方毫米，分类：中性 82%，淋巴 16%，嗜酸 2%。X 线胸部拍片，见右肺上方炎性灶，西医诊断为败血症，伴肺炎。住院已 7 日，经用各种抗菌素治疗，未能控制。于是邀中医会诊，辨证属温毒热结阳明，灼津劫液，肺热叶焦，肃降失司，在用西药的同时，加用中药清热养阴，宣肺通腑之剂。方用：鲜生地 30 克，鲜石斛 12 克，元参 12 克，鲜芦根 30 克，川贝母 6 克，鱼腥草 30 克，麦冬 10 克，银花 15 克，凉膈散 15 克，服 2 帖。

二诊（10 月 2 日），服前方 2 剂后，热势稍减，体温 39℃，但大便未行，舌质干红，中带黄燥，脉细数，再以原方去凉膈散，改用制军 6 克，加枳壳 6 克，再服 2 帖。

三诊（10 月 4 日），进药后大便已通，腹满消失，气急减轻，身热上午 37.6℃，知饥欲食，舌质转润，脉数转和，于前方减去制军，加北沙参 10 克，再服 3 帖。

四诊（10 月 7 日），身热已解，咳痰消失，两腿疼痛亦除，舌苔薄黄，质红，转润，脉象濡缓，邪却正虚，炉烟始熄，未敢遽投滋补，拟养胃汤加减，方用：北沙参 10 克，川石斛 12 克，川贝母 6 克，麦冬 10 克，生谷芽 12 克，生苡仁 20 克，茯苓 10 克，炙甘草 4 克，继服 10 余帖，治愈而出院。

例 3：暑温（乙型脑炎）恢复期的治案。

患者张某，男性，11 岁，1964 年 7 月中旬因发热，头痛，昏迷而入某医院，经检验血象；白细胞 10200/立方毫米，中性 80%，淋巴 19%，酸性 1.0%。脑脊液：外观清晰，细胞数 400/立方毫米，蛋白定性（+），糖 65，氯化物 65.8。西医诊为乙型脑炎。经中西医结合治疗，抢救 10 余日，神识已清，而午后发热 38.5℃，持续 2 周不解，形体消瘦，语声低微，肢指颤动，小便尚清，大便燥结，舌质光红，脉象细数，语属暑热久羁，营气两损，津枯邪恋，筋失濡养，治以育阴益气，佐入清暑，仿小定风珠意加减。方用：生龟甲 18 克，生地 15 克，太子参 12 克，麦冬 9 克，青蒿 9 克，钩藤 9 克，忍冬藤 15 克，生谷芽 9 克，鸡子黄 1 枚（分 2 次研冲），服 5 剂。身热减轻，神气略振，但肢指尚有振颤，舌脉如前，再于原方去忍冬藤，加淮山药 12 克，橘络 2.5 克，服 5 剂。复诊时，身热已清，肢指颤动减轻，能坐立，自行握碗捏箸，舌苔转为薄润，脉象濡数，再投王孟英清暑益气汤加减，方用：太子参 15 克，麦冬 9 克，生地 12 克，扁豆花 9 克，怀山药 12 克，青蒿 6 克，茯苓 9 克，炙甘草 4.5 克，继服 10 余剂，无后遗症出院休养。

按：以上 3 例虽均属温病范畴。但例 1 为由于沙门氏菌属伤寒杆菌所致的伤寒并发肠出血症。中医所谓温邪由中道而外达的湿温病，可能即指这种疾病而言。本例发病又在冬月，又可称之为“冬温”。在肠出血的当时，体温骤降，肢冷，脉细。养阴凉血，固为重要，而益气救脱，防止心气衰竭，亦为当务之急。故用洋参配合少量肉桂之扶阳，此与《伤寒论》炙甘草汤之用桂枝有着同样的意义。且肉桂温而不燥，更适应于急性热病过程中阴伤及阳之证。但本例毕竟是属血热妄行，鲜生地、麦冬、丹皮、地榆之清热凉血，加用黄连之解毒，标本兼顾，得以转危为安。例 2，败血症伴发肺炎，温毒热结阳明，灼津劫液，虽以多种西药抗菌素，不能控制，经以中药增液汤养阴为主，配合银花、大黄之清热通腑之剂，大便通后，热势迅即遏止，津复邪却，继以养胃汤加减，调理10余日后治愈而出院。实践证明，本例之治疗，若专恃排毒，则津枯邪滞，无水舟停，不救其涸，邪不得解，可能有逆传心包之虞。由此可见，古人所谓治温以救阴为主，确有意义。例3为暑邪久稽，营气两损，故采用小定风珠之咸寒养阴，调理20余日后，营气恢复而获愈。从上述病例来看，以辨病来说，病源各殊，而伤津耗液则同，故均以养阴之生地、麦冬、元参、或洋参等为基础，根据病因、病情而各有不同的配合，虽仅3例，亦可举一而反三。

2. 对内伤杂病的应用

内伤杂病，种类繁多。对养阴法的应用，首先要掌握如何为阴虚的主要表现，是先决问题。关于阴虚主要表现，从临床实践，有它的共性症征与个性症征的区别。《素问·上古天真论》说："肾者主水，受五脏六腑之精而藏之。"说明阴虚的本质，与肾有着密切的关系。所以头眩心烦，面颧烘热，口干少津，舌质光红或绛，脉细数或弦数，是阴虚的共性症征。又由于各脏器的功能和病变性质的不同，所引起阴虚证的表现，亦各有其特殊性的症状。如肺阴虚则必有咳嗽，或咯血，舌光红而少苔；心阴虚则常有失眠，心悸，烦躁，舌尖红，或舌根起乳头；肝阴虚则多兼喜怒，胁痛，腹胀，舌如隔宿猪肝；脾（胃）阴虚则觉胃中嘈杂，有灼热感，或噫气，舌中剥，或光滑如镜；肾阴虚则以腰背酸痛，男子有早泄，遗精，女子则带浊，舌根红。这就是各脏器阴虚证的特征。能掌握阴虚证共性症征结合各脏器的特殊性症征来辨证，对养阴法方剂的抉择和应用，则能胸有成竹。

病案举例

例4：劳瘵（肺结核）的治案。

患者李某，女性，34岁，1977年10月间初诊。

病肺结核已10余年，近5个多月来，又有活动，发热盗汗，体温38.5℃左右，咳痰咯血，神疲形羸，纳差，经以多种抗痨西药联合应用，未能控制，苔薄质光红，脉象细弱带数，经X线胸片提示两侧肺上方浸润型结核，右肺有空洞。语属劳瘵重证，肺阴亏损，脾胃虚馁，所进饮食，不化精微以养肺，反成痰而作饮，治以养阴补肺，益气健胃。方用：生鳖甲18克，太子参30克，北沙参12克，银柴胡9克，白及12克，怀山药12克，干地黄15克，百部9克，平地木30克，丹参15克，炙甘草4.5克，川贝母6克。

服上方加减，达80余剂，骨蒸消退，胃纳增进，咳血控制，后减去西药，以沙参麦冬汤加丹参、山海螺、平地木、百部等出入之方调理3个多月，体重增加，病情稳定。

按：痨瘵近似现代医学的肺结核，原属慢性传染病，由于祖国医学传统上列为内伤类，故列于此，俾与急性热病有所区别。《理虚元鉴》说："清金保肺，无犯中州之土……；培土调中，不损至高之气。"本例即宗此法，加入具有抗痨作用之平地木、百部等以治疗，获得较好的疗效。

例5：消渴病（糖尿病）的治案。

患者田某，男性，63岁，干部，1977年3月初诊。

罹消渴善饮，已有2个多月，遍身乏力，溲色溷浊，苔薄而干，质红多裂纹，脉象弦滑，经检尿：尿糖＋＋，血糖为180毫克%，确诊为糖尿病，有高血压病史。证属胃火炽盛，脾阴耗灼，致成消中。治宜清泻胃热，滋养脾阴，方用：怀山药30克，生地黄15克，石斛15克，黄柏9克，花粉15克，天麦冬各12克，海蛤壳30克，知母12克，寒水石18克，萸肉6克，茯苓9克，玉米须15克，丹皮9克。

在服上方期间，停用胰岛素等西药，经服上方20余剂后，再次检验血糖降为120毫克%，尿糖空腹（－），食后（＋），继以知柏地黄汤加海蛤壳、花粉、玉米须、石斛等随证加减之剂，又持服1个月，病情缓解。

按：糖尿病是由胰岛功能减退而引起醣代谢紊乱。在祖国医学，属于“消瘅”、“消渴”的一类疾病。《素问·阴阳别论》说：“二阳结谓之消。”刘完素说：“消渴之病者，本湿寒之阴气极衰，燥热之阳气太盛。”他还提出“治消渴者，补肾水阴寒之虚，而泻心火阳热之实，除肠胃燥热之甚，济一身津液之衰，使道路散而不结，津液生而不枯，气血利而不涩，则病日已矣。”本例以知柏六味加减，即具泻心火滋肾阴之意，方中重用山药以健脾，二冬、石斛以润燥，特别是以海蛤壳之止渴，玉米须之降浊，此二味除入药外，还可以代茶煎服，每获较好疗效，可能对调节血糖的代谢，起到某些作用，有待作进一步的研究。

例6：阴虚阳亢症（神经性头痛）的治案。

患者蔡某，男性，33岁，医务。1966年3月门诊。

因劳累过度，头痛脑鸣，面部时觉烘热，心中懊侬，夜不成寐，胡思乱想，不能控制，口苦咽干，大便燥结，小溲黄赤，舌苔黄糙，边尖质红，根起乳头，脉象细数，血压120/82毫米汞柱，证属髓海不足，阴虚阳亢，治以育阴潜阳。方用：生龟甲18克，生地黄15克，知母6克，黄柏6克，酸枣仁9克，川芎6克，茯苓9克，白薇9克，怀小麦30克，炙甘草4.5克，琥珀粉1.8克（分2次吞）。

服上方加减，达20余剂后，夜寐得安，头痛减轻。

按：本例以大补阴丸为主方，合酸枣仁汤以安神，加淮麦、琥珀以宁心，是取“壮水之主，以制阳光”法，对神经衰弱症呈现焦虑型病例的应用，常获得较好疗效。

例7：胃阴耗伤致成脾约证的治案。

患者陈某，女性，29岁，工人，1976年9月门诊。

近2个多月来，胃中有阵发性灼热感，伴蚁动感，喉中窒，有时吞咽困难，心烦善躁，大便如羊粪，隔三四日才行，形体消瘦，舌苔黄糙，中有剥痕，质红，脉弦细，经X线钡餐透视，食管壁无异常，幽门痉挛。证属胃热伤阴，阴虚血结，脾津不布，降和失司，致成吞咽困难，伴发脾约。治宜和胃养阴，润燥通幽。方用：太子参12克，川石斛12克，旋覆花9克，麦冬9克，黑山栀12克，全瓜蒌15克，桃仁9克，枳壳6克，麻仁9克，制香附6克，甘蔗汁20毫升（冲），净白蜜40毫升（冲）。

服上方12剂，大便通顺，胃中灼热感减轻，于原方减去桃仁、香附，加生白芍，继服20余剂而安。

按：本例系取法朱丹溪活血润燥生津散，随证加减，以石斛、麦冬、蔗汁、蜂蜜滋阴生津以润燥；瓜蒌、麻仁、桃仁、香附、枳壳活血调气以通幽；加用太子参之益胃，山栀之清热，使胃津来复，便通结解，诸证随除。

(四) 讨论和体会

1. 对阴虚本质的探讨

《素问·阴阳应象大论》说："水为阴，火为阳，阳为气，阴为味，味归形，形归气，气归精，精归化，精食气，形食味，化生精，气生形，味伤形，气伤精，精化为气，气伤于味。"这里所说的"阳"和"气"是促使机体物质的生化和机能活动的动力，所说的"阴"和"味"以及由味所化生的"精"，是组成人体结构（包括酶、激素等）的物质基础。限于历史条件以阴阳为概括，也就是说阳（包括各种的气）和阴两者相互作用，相互调节，以维持人体的新陈代谢和生命活动。这就是祖国医学化生学说的起源。但是，我认为探素阴的物质基础，要以现代最新的科学技术的实验手段，如从细胞分子学、分子生物学等的角度来进行研究，使人们对阴虚本质的认识，可能有所提高。

2. 引起阴虚的因素

阴虚不是一种疾病，而是多种疾病过程中的一种“证”。引起阴虚的因素，大体上有内因和外因的关系，但是内因是主要的，所谓阴虚的内因，可能与遗传素质、年龄、生活情况等等有关。《素问·五常政大论》说：“阴精所奉其人寿”，又《阴阳应象大论》说：“年四十而阴气自半也……”，都是说明阴的重要性，而且指出阴的衰退，与年龄的大小关系也很大。阴虚的外因，大部是由于多种疾病所导致，如长期的高热或消耗热、大量的失血、电解质紊乱、糖类代谢失调，失血浆蛋白等等，均有可能导致伤阴耗液，当然也可有部分病例出现气阴两损。此外，长期情绪紧张，精神创伤，致成限阴虚者亦间有之。所以对阴虚证的治疗，不是单纯的养阴，而是要审证求因，就是这个关系。但是必须看到，疾病过程中出现阴虚证，专对病原治疗，不予养阴，不仅使阴愈伤，而病愈重，如能标本结合，疗效可能更会提高。从上面所举的大部治案而观，初步可以说明这方面的问题。

3. 对养阴法的作用分析

通过临床实践，初步认为养阴法具有如下几方面的作用。其一，对发热伤阴证，如例 2、3 及例 4，均有不同程度之发热，以养阴法为基础，配合清热药或解毒药，使发热消退而奏效。此即《素问·至真要大论》所说的“诸寒之而热者，取之阴”的方法，在临床上的具体应用。这可能与养阴药具有提高人体免疫力的作用有关，值得进一步作一些免疫试验测定，以证明温热家所倡的温病以救阴为主学说的正确性，有其重大的意义。其二，是对多种出血而伴现阴虚证，如例 1 的伤寒肠出血，在清热凉血的同时，配合养阴益气的扶正，使病情转危为安。特别是出血过多，营血耗伤者，养阴是一个重要的方面。个人治疗支气管扩张症、肺结核咯血，每用生地、阿胶、三七和花蕊石配合应用，效果比单用止血药为好。这可能与养阴药有促进对损伤的血管壁的愈合及凝血因子的合成，而起到止血的作用有关。但尚须作凝血酶元和出凝血时间等的测定，予以证实。其三，对阴虚阳亢证，如例6之神经性头痛，进养阴潜阳法以大补阴丸为主的方药，使头痛得到缓解。此外，我还用此法治疗癔病及高血压病呈阴虚阳亢者，亦得到同样的效果，但是对癔病必须配合甘麦大枣汤，对高血压病多加钩藤、地龙，或天麻、槐花。这可能与养阴剂具有镇静作用有关。以上均以养阴疗法为主要组成方剂，配合清热凉血，解毒通腑，镇静宁心之品，而获得一定疗效。当然还有其他方面的疾病，需要养阴法的也很多，不一一赘述。总之，个人体会，不管任何疾病，如有呈现阴虚者，必须顾及其阴，是一个关键性问题。但是，临床上部分阴虚病例，并不是单纯的阴虚，而是有气阴两虚，也有阴虚挟湿的病例。前者在养阴的同时，必兼益气；后者要先化其湿，继投养阴。如痰湿轻微者，则于养阴之中亦需寓以化湿。但必须权衡轻重缓急，从多从少，庶能使养阴药起到较好的作用。

4. 应用养阴法必须注意的问题

中医的扶正法，大致分甘温或辛温的益气温阳法与甘寒或咸寒的养阴增液法。所以说，养阴法也是扶正培本法的一个组成方面。由于养阴药如：地黄、元参、阿胶等等，性多黏滞而偏寒，对胃中有痰湿阻滞、宿食结饮之症，在所禁忌。所以养阴法的应用，必须排除痰湿阻滞，宿食结饮之证。但是，在临床上见到既有阴虚，又兼有胃湿的病例，确是常见的，上面已经说过，不再赘述。其次，就是长期服用养阴药的过程中，有否影响脾胃运化功能，必须注意。如果服药过程中，出现胸腹痞满，食欲减退，大便溏泄，舌苔厚腻，有这样情况出现，应暂时停药，给予调理脾胃，否则，对病情也是不利的。另外，就是对一些血证患者，出血刚刚控制之后，瘀血消除未净，亦不宜骤用大剂养阴，即使用之，必须于养阴之中，配以化瘀活血，庶免宿瘀之后患。总之，个人体会，在应用大队养阴药的方药中，加用一些如半夏、陈皮之类的健胃调气之品，有很大的好处。试观古人制方，如麦门冬汤之有半夏，养胃汤之有生姜，甚至如补肾的地黄丸之有茯苓、泽泻，都是很辨证的，不是绝对化的，有一定意义，这些对我们在临床上应用养阴法，也是值得参考的。

活血祛瘀法在妇科临床的应用

活血祛瘀法是有调节血液循环，促进新陈代谢，还具有抗凝血的作用，能消肿止痛、通经舒络、散结除癥、排毒生肌、去瘀生新，是中医药物疗法的重要组成部分，应用范围颇广。近年来，广大中西医务人员，以活血祛瘀法治疗冠状动脉硬化性心脏病、肝硬化、硬皮病等，均获得较好的疗效。本文就活血祛瘀法在妇科临床应用的点滴经验，概述于下。

（一）活血祛瘀法的理论依据

活血祛瘀法是根据瘀血、干血、蓄血的病变机理而创造和发展起来的。《灵枢经·水胀》说："石瘕生于胞中，寒气客于子门，子门闭塞，气不得通，恶血当泻不泻，衃以留止，日以益大，状如怀子，月事不以时下，……"指出寒邪凝血，瘀阻胞宫，造成经闭。《素问·调经论》又说："血气者，喜温而恶寒，寒则泣不能流，温则消而去之"。这与寒气客于子门，而使恶血当泻不泻的经闭，有着一致的认识。所以后世医家，对寒凝瘀滞的病变，采用活血祛瘀药，配伍桂枝（或肉桂）、干姜、吴萸等辛温药物所组成的方剂，用以温经化瘀，即导源于此。

东汉张仲景对干血、蓄血、瘀血的症状，有了描述。如说干血，是羸瘦腹满，肌肤甲错，两目黯黑；蓄血，是少腹苏满，小便自利；瘀血，是唇萎舌青，口燥，但欲漱水不欲咽。但是后世文献，对干血、蓄血、瘀血无严格区别，概称之为瘀血。张氏对妇科的经带胎产由于瘀血所致的疾病，它的治疗方剂，丰富多采。如治癥病，以桂枝茯苓丸；治产妇腹中有干血著脐下，宜下瘀血汤；治带下经水不利，以土瓜根散或抵当汤等等，为妇科临床上应用活血祛瘀法，提供了理论基础。

唐宋以降，如《千金要方》以朴硝荡胞汤之治断经不产；如《圣济总录》以牛膝汤之治经闭脐下结块；如《医宗金鉴》以桃红四物汤之治经期超前有瘀血；如《医林改错》以少腹逐瘀汤之治经来无定，少腹积块。这些方剂不仅是扩大了活血药的品种，而且以活血为主，配合理气消积，或攻补兼施的复方，向形成瘀血的不同因素和不同体质方面，进行辨证施治，探求高效的疗法，较之单纯的活血方剂，有了很大的进展。

《张氏医通》说："肝脾受伤，血虽不下，而气色痿黄，大便稠黑，乃蓄血之征验，为患种种，难以悉陈，如内伤发黄，鼓胀喘满，腹大青筋及产后败血流于经络，皆蓄血致病，但证有虚中挟实，治有补中寓泻，从少从多之治法，贵乎临病处裁。"指出了肝脾受伤与蓄血有关，并提出了攻补兼施的灵活的治疗方法，这对于我们临床应用活血祛瘀法，有一定的参考价值。

（二）活血祛瘀法的方剂选要

活血祛瘀法的方剂不胜枚举，这里仅就个人在妇科临床上所常用的方剂，选述于下。

1. 桂枝茯苓丸（《金匮要略》）

组成：桂枝 3 克，茯苓、丹皮、桃仁、芍药各 9 克。

按：原方用量为各等分，为丸剂，如兔屎大，每日 1～3 丸，食前服。

用法：改为汤剂，每日 1 剂，水煎服。

功用：活血通经，消积散肿。

适应证：经闭，或漏下淋漓，少腹肿块。

按：本方丹皮、桃仁具有活血凉血作用，治疗肠痈的大黄牡丹皮汤亦用之。如治蓄瘀经闭，活血祛瘀之力尚感不足，可酌加红花、丹参之类。

2. 瑞金散，又名姜黄散（《妇人大全良方》）

组成：片子姜黄（一般用郁金代）120克，丹皮、莪术、红花、当归、赤芍、桂心、川芎、延胡索各45克。

用法：上为末，每服6克，水一盏，酒三分温服，日3次。

功用：调气活血，通经止痛。

适应证：妇人血气撮痛，月经不行，或先有呕吐腹痛。

按：本方用以治疗肝癌，止痛作用较佳。但郁金入煎剂，每日剂量，要用15～30克，始能见效。

3. 桃红四物汤（《医宗金鉴》）

组成：当归、赤芍、桃仁各9克，生地18克，川芎、红花各4.5克。

用法：日服1剂，水煎服。

功能：补血活血，调经祛瘀。

适应证：月经不调，经前腹痛，或经行不畅，或因瘀血所致的月经过多和延久淋漓不断而少腹痛者。

按：本方均为活血和营之药，如有胸腹胀痛者，可酌加香附、青皮、延胡索之类以调气。

4. 生化汤（《傅青主女科》）

组成：当归24克，川芎9克，桃仁14粒，黑姜1.5克，炙甘草1.5克。

加减法：气虚欲脱者，加别直参3～9克；血块痛甚，加肉桂2.1克；口渴，加麦冬3克，五味子1克；汗多，加麻黄根3克；血块不痛，加炙黄芪3克。

功能：温经活血，消瘀止痛。

适应证：产后恶露不行，少腹疼痛。

按：本方用量和加减法，均照原书。此系新产之主剂，傅青主称其为“血块圣药也”。这亦是依据血喜温而恶寒的理论而制订的。

5. 少腹逐瘀汤（《医林改错》）

组成：小茴香 7 枚，干姜 0.6 克，延胡索、桂心各 3 克，没药、当归、生蒲黄各 9 克，川芎、赤芍、五灵脂各 6 克。

按：本方用量，照原书。

用法：1 日 1 剂，水煎服。

功能：温经活血，消瘀止痛。

适应证：少腹积块疼痛，或有积块不疼痛，或疼痛而无积块，月经一月来三至五次，其色或紫或黑，或有血块兼少腹疼痛，或带下夹红粉色。

按：王清任氏运用活血祛瘀法有其独特经验，但本方温经止痛作用有余，消瘀之力比较不足，对因瘀血凝滞所致的经带症积之病，要适当增加祛瘀药物，疗效可能更好。

以上 5 方，除桃红四物汤外，其余诸方，药性多偏于温，若因瘀血久稽，郁而化热之证，专任燥热，实非所宜。《万病回春》的生血清热方（即桃红四物汤加丹皮、香附、延胡等）可作参考。若肝肾阴虚而兼蓄瘀者，仿鳖甲煎丸意，可酌加鳖甲、阿胶之类以育阴，亦是寓补于消的攻补兼施法，值得重视。

（三）活血祛瘀法的临床应用

1. 对闭经的临床应用

（1）辨证

闭经首先要排除生理性停经，如妊娠、哺乳。其适应于活血祛瘀法者，是属于血瘀经闭，有因气郁而血滞者，有因寒冷触感而血泣者，也有因血虚而瘀者，其临床表现不同，治亦各殊。

1）气郁血滞证

主证：月经闭止，胸腹胀闷，嗳气呕恶，少腹疼痛，烦善怒，舌苔黄腻，质红带紫，脉象弦滑，或弦数。

2）寒客血凝证

主证：面色青白，形寒畏风，口淡纳减，腰酸，腹中疼痛，月经愆期不行，或带下色白，舌苔白腻，质或带灰，脉象弦细。

3）血虚瘀结证

主证：面色萎黄，头晕目眩，心悸，腰腹酸痛，经量逐渐减少，或经停不行，舌苔薄净，质淡带灰，脉象细弱。

（2）治疗

基础方

组成：当归、赤芍、桃仁、茺蔚子各9克，川芎、红花各4.5克。

加减法：①气郁血滞证加香附9克，乌药6克；腹痛较剧者，加延胡索12克，失笑散（包）12克；肝区胀痛者，加郁金9克，丹参12克。②寒客血凝证加肉桂12克，干姜1.8克，或吴萸1.5克；腹痛明显者，加细辛1.2克，延胡索9克。③血虚瘀结证属热性者，加生地15克，丹皮9克，生白芍12克；发热者，加生鳖甲15克，白薇9克；气血两虚者，加黄芪或党参12克。

（3）医案

1）林某，女，34岁，已婚。有肝炎病史，已两年余，右胁下常感刺痛。近半年来，月经逐渐落后，色紫带块，量亦减少。现经闭已近2月，少腹胀痛，作妊娠蟾蜍试验阴性，舌苔中后淡黄而腻，尖边质红带紫，脉象弦细。气机失调，瘀滞经闭，治宜调气活血，祛瘀通经。方用当归、桃仁、川芎、红花各4.5克，郁金、丹皮、香附、赤芍、茺蔚子各6克，炙甘草3克。

服上方7剂，腹痛减轻，腰酸加重，再于原方加当归龙荟丸6克（分2次吞），继服3剂，月经即行。后以丹栀逍遥散加减调理而愈。

2）盛某，女，22岁，未婚。经期涉水，又被雨淋，旋即腹痛，经量随亦减少。从此以后，形寒身重，面色苍黄。近经闭已达3月，少腹常疼，舌苔白腻，质带灰，脉象濡细。寒湿外侵，血凝瘀结，治宜温经活血，拟少腹逐瘀汤加减。方用当归、延胡索、桃仁各9克，淡干姜1.8克，失笑散（包）12克，红花、川芎、炙甘草各4.5克。

服上方加减达20余剂，月经始见来潮，而量尚少，继以原方减去干姜加白术、茯苓等渗湿之品，再服10余剂，停药观察，症状改善。

3）张某，女，32岁，已婚。常有午后低热，头晕，动则心悸，夜寐多梦，经来量少。近经停已50余日，自觉少腹胀痛。西医检查：心肺正常。血象：血红蛋白9.5%克，白细胞4300/立方毫米。舌光、尖质微紫，脉象细数。营液被灼，血虚瘀滞，治宜清营养血，通经祛瘀。方用生地黄18克，地骨皮、生白芍、柏子仁、失笑散（包）各12克，白薇、桃仁各9克，当归、泽兰、红花各6克，川芎4.5克。

服上方加减13剂后，月经来潮，但量少色紫，午后低热亦解。后于原方减去桃仁、红花，加太子参，调治月余而停药。

2. 对痛经的临床应用

（1）辨证

痛经发生的时间，有在经前，有在经后，亦有在经期之中。张景岳说："实痛者，多痛于未行之前，经通而痛自减；虚痛者，多痛于既行之后，血去而痛未止，或血去而痛益甚。"张氏所说的实痛，可能就是由于瘀凝气阻所引起的痛经。其痛多发于经前，少腹拘急作痛，按之更甚，其痛或上连胸胁，经色紫黯而挟血块。迨经行之后，腹痛逐渐减轻，舌苔薄腻，色或带黄，质紫，脉象弦涩。

（2）治疗

基础方

组成：当归、生白芍各12克，延胡索、桃仁各9克，川芎、红花各6克，䗪虫3枚，青皮4.5克。

加减法：少腹痛甚，四肢厥冷，舌苔白腻，脉沉细者，加桂枝3克，细辛1.2克；痛经，大便燥结，舌苔黄燥，脉滑实者，去青皮，加制军、枳壳。

（3）医案

李某，女，22岁，未婚。经前腹痛，胀满而不喜按，头晕恶心，胸胁胀痛，经一昼夜，月经始行，色紫带块，腹痛逐渐减轻，如此经过已有半年，追溯病因，系起于争吵恼怒之后，舌苔微黄而腻，质红带紫，脉象弦细，肝气抑郁，瘀血凝滞，治宜解郁理气，活血祛瘀。方用当归、香附、延胡索、桃仁、茺蔚子各9克，生白芍、郁金各12克，川芎、红花各6克，䗪虫3枚。

上方于每月经未行前5日，开始服药，连服3～4剂，5个月后，痛经缓解。

3. 对产后儿枕痛的临床应用

（1）辨证

产后恶露不下，少腹疼痛，有块浮起，俗名儿枕痛，多因胞宫血气凝滞所致。但是产后腹痛，除了恶露凝结所致外，也有由于产后劳伤，气血虚损而引起。这里所要叙述的，是属于恶露不下的血凝气滞证。其证主要是：下血量少，色紫，腹痛不喜按，痛时有块浮起，舌苔白腻，质红带灰，脉象濡细。

（2）治疗

基础方

组成：当归18克，川芎6克，炮姜1.5克，桃仁9克，益母草1.8克。

加减法：见上生化汤。

（3）医案

张某，女，25岁，已婚。新产后2日，恶露虽见而量少，少腹阵痛，按之微硬，自觉有皮球样物浮起，痛时形寒自汗，口淡纳差，舌苔白腻，质紫带灰，脉象细数。寒凝瘀滞，不通则痛，拟生化汤加减。方用当归、益母草各18克，川芎6克，桃仁、延胡索、香附各9克，炮姜1.8克，失笑散（包）12克，红枣6个。

服上方3剂，恶露增多，腹痛减轻，继于原方减去延胡索，失笑散，加党参、楂肉，再服5剂而安。

4. 对输卵管积水的临床应用

（1）辨证

输卵管积水大部分由于盆腔炎症，浆液性渗出液的积聚而形成。其临床表现可有少腹疼痛，腰背酸痛，白带增多，月经失调。正如薛己所说："湿痰下注，蕴积而成，故令带下也。"本病适应于活血祛瘀法者，其症不仅为白带增多，而且又有月经闭止，影响生育。

（2）治疗

基础方：桂枝3克，丹皮6克，桃仁、香附、制苍术、当归、茯苓各9克，川芎4.5克。

加减法：经闭腹痛者，加红花6克，茺蔚子12克；湿热蕴盛者，加凤尾草15克，红藤30克，或黄柏9克，土茯苓15克。

（3）医案

曹某，女，28岁，已婚。素有带病，婚后3年未妊，经事愆期无定，带下缠绵，色微黄，少腹常痛，觉有肿块不舒，眠食尚可，但易疲乏，舌苔白腻，脉象弦滑。经西医妇科检查，诊为慢性盆腔炎，右侧输卵管积水。证属湿热下注于胞宫，冲任失调，瘀血内阻。治宜温经活血，消炎渗湿。方用桂枝3克，川芎、桃仁各6克，茯苓、丹皮、当归、苍术、黄柏各9克，红藤30克，红枣5个。

服上方加减之剂，调治2个多月，服药50余帖，白带减少，月经隔40余日一行。翌年怀孕，生一男孩，今已5岁。

按：本例因既有白带，又现经闭等，经西医检查，诊为盆腔炎、输卵管积水，故另列一项，以示辨病与辨证相结合。

(四) 结语

从上面活血祛瘀法的临床应用来看，虽病例不多，但其对妇科的经、带、胎、产的过程中，由于瘀血所致的病变，确是一种重的疗法，值得重视和研究。活血祛瘀法方剂所组成的药物，主要是桃仁、红花、丹参、茺蔚、当归、川芎……。特别是当归，既有活血和止痛作用，又有补血的功能，但要视其配伍而定，也就是由于它的配伍不同，而其作用也起了一定的改变。例如：当归和川芎配合，则成为活血剂；当归和地黄或黄芪配伍，则成为补血剂；当归和芍药同用，则成为缓和止痛剂。所以一般认为当归是妇科要药，可能就是这种关系。

由于形成瘀血的因素，大致有因气郁而血凝者，有因感受寒冷而血泣者，有因血被热灼而成瘀者，种种不一，故活血药的应用，有与香附、小茴、乌药等配合，以治气阻血滞证；与桂枝、干姜、吴萸等配合，以治寒客血瘀证；与地黄、黄芩之类配合，以治血热瘀阻证。这些都是根据瘀血成因之不同，其配合之药，随亦各殊，充分体现审证求因，辨证论治的深刻意义。特别是血之与气，气为血帅，血随气行，活血必兼理气，也是一个基本的治则。例如北京防治冠心病协作组的“冠心二号”方剂，以赤芍，丹参等四味，而配合一味降香，就是活血必兼理气的明显例子，可以推想。

还有一个问题值得提出的是：除了本文所选方剂和活血药外，还有一些如以䗪虫、水蛭、蝱虫……之类，一般惯称为破血药，如下瘀血汤、抵当汤、大黄䗪虫丸等，就是用这些虫类破血药所组成的方剂，认为破血化瘀之力较强。但是，个人在临床上对这些方药，仅用以治疗过一些晚期血吸虫病肝硬化、肝癌和慢性白血病，对妇科经带之类疾病，很少应用，这说明我对活血药的应用，范围很狭隘，经验很肤浅，按沈尧封《妇科辑要》一段文献称："九窍出血，死症恒多。惟产后瘀血妄行，九窍出血，有用逐瘀之药而生者，不可遽断其必死。"既有九窍出血，又用逐瘀活血之药，这与唐容川所谓"止血必兼消瘀"的治法，是一致的。沈氏所指的产后九窍出血，据推测，可能是类似产后并发症，如胎盘早期剥离、绒毛羊膜炎、感染性流产或死胎等关系所引起的弥漫性血管内凝血所致的病变，我认为以下瘀汤、抵当汤之类的破血化瘀药或许有效。但是，个人没有见到过这样病例，仅提出来，质之于同志们，予以指正，而且是否有效，也待今后通过临床观察，予以验证。

治疗肝病的经验

谈谈传染性肝炎辨证和治疗的体会

传染性肝炎是由肝炎病毒所致的传染病。临床上大致有黄疸型和无黄疸型之分，又依据它的病程长短，结合病情轻重的程度，而分为急性、迁延性和慢性。中医一般认为黄疸型传染性肝炎是属于“黄疸”范畴的病变。但是，黄疸不一定就是传染性肝炎，需要辨病。无黄疸型传染性肝炎颇似中医的“肝郁”、“胁痛”，这是依据《内经》“肝病者，两胁下痛”，“肝病，头目眩，胁支满，三日体重身痛，五日而胀，三日腰脊少腹痛，胫酸”等所描述的症状而认识的。但传染性肝炎还兼有食欲不振、恶心、呕吐、大便不成形等消化系统症状，在初期也可有畏寒、发热。因而有些文献把传染性肝炎归属于中医的“脾病”。这个问题有过争执。我认为肝的部分生理功能与“脾”密切相关。《金匮要略》说：“见肝之病，知肝传脾”，指出肝病会影响到脾，确有一定意义。

传染性肝炎是以肝为主要受侵袭的脏器的全身性感染疾病。盖肝主藏血，性喜条达，脾主运化，性喜温煦。温热之邪，侵犯于脾，肝气郁结则瘀凝，脾运不健则湿滞。且肝之与胆，脾之与胃，脏腑相连，又为表里，脏病及腑是较自然的。特别是由于湿热累及于胆，致使胆失疏泄，则胆汁渗溢，成为黄疸。临床常以黄疸程度的深浅，持续时间的久暂，作为衡量病情轻重的指标之一。实践证明，确有参考价值。

对黄疸型传染性肝炎的临床辨证，大致可辨别为以阳明为主的热重于湿证与以太阴为主的湿重于热证。这是以六经辨证的方法，在传染性肝炎的临床具体运用。但是还要看到，黄疸在三阳，呈以阳明经证为主外，尚有如麻黄醇酒汤、麻黄连翘赤小豆汤所主治的太阳经证的黄疸，也有如《外台秘要》栀子汤（柴胡、栀子仁、黄芩、升麻、龙胆草、大黄、瓜蒌、芒硝）所主治的少阳阳明合病的黄疸。黄疸在三阴，虽以太阴经证为主外，尚有如《东医宝鉴》以茵陈附子干姜汤所主治的太阴少阴合病的阴证黄疸。也有如《外台秘要》瓜蒂散（赤小豆、丁香、黍米、瓜蒂、麝香、熏陆香、青布）所主治的邪入厥阴心包的急黄证。李东垣说："假令治病，无问伤寒、蓄血、结胸、黄疸等病诸证，并一切杂证，各当于六经中求责之。"我体会，辨别黄疸也与其他杂病一样，不管有九疸三十六黄之分，要以六经辨证为基础，才能作出较全面较灵活的辨证，以免顾此失彼。特别是各证在病程中不是固定不变的，而是时刻在互相转化着的。明此，则能既知其常，又可知其变。否则就会把中医的分型辨证作为僵死的东西看待。

对黄疸型传染性肝炎的治疗，常选用山栀、郁金、茵陈为基本方。见热重于湿证，以基本方加黄柏、半枝莲或大黄清热以利胆；见湿重于热证，以基本方合胃苓汤燥湿以健胃作为常规。我体会黄疸型传染性肝炎的发病初期，以能迅速改善消化道症状，特别是恶心、呕吐，是控制病情发展的重要一环。如见舌苔黄腻或黄浊，脉象弦滑，多于以上的常规中配合小陷胸汤治疗，或加鸡内金、麦芽以醒脾，每获较好的疗效。

对无黄疸型传染性肝炎的中医辨证，我们过去曾分湿热外感证、肝胆火旺证、脾胃不调证及血瘀气滞证。也有文献报道，主张分为五证或六证，颇不一致。通过临床实践，个人认为不论分为若干证，如能抓住肝郁与脾困证征的主次而辨证，就能举一反三。所谓肝郁，主要表现为少阳证；所谓脾困，主要表现为太阴证。

由于肝郁，则易导致瘀凝热化而伤阴；脾困，则易促使气阻湿滞而气虚，这是无黄疸型传染性肝炎病变发生和发展的一般规律。但是肝郁和脾困，是相互联系互为影响的。由于各人体质、神经类型与机体反应性等的差异，因而，肝郁与脾困的程度，亦各有其不同。所以说，要辨别肝郁与脾困的主次，是关键所在。

基于上述的辨证，对它的治疗，常选用山栀、郁金、丹参（或茜草），取其清热泻火、疏肝利胆、活血通络的作用，组成基本方。配合柴胡疏肝散（柴胡、枳壳、白芍、甘草、川芎、香附）以治肝郁为主证；配合平胃散（苍术、厚朴、陈皮、甘草、生姜、大枣）以治脾困为主证；配合柴平汤（即小柴胡汤合平胃散）以治肝郁脾困兼见证。这是一般的治疗常规。如食欲不振加鸡内金、六曲，或炒麦芽；长期大便不成形加白术、炮姜，或黄连；肝肿痛，质较硬加鳖甲、当归、生白芍，或郁金易莪术加三棱；气虚者加党参、白术、茯苓，或黄芪；阴虚者加生地、麦冬、杞子，或石斛。

无黄疸型传染性肝炎患者肝功能的较长期异常，是临床上所常见而需要亟待解决的问题。个人体会，对改善肝功能的方法，亦离不开辨证论治的原则，专凭化验报告的数据，是无从着手的，必须从整体出发与证同参。例如对谷丙转氨酶的增高，根据病情，辨别虚实和寒热的属性，甚为重要。一般来说，急性期肝炎以属实属热者居多，则于治疗常规中加用半枝莲、垂盆草、大青叶或板蓝根之类的清热解毒药以降酶。至于迁延性或慢性肝炎谷丙转氨酶的增高水平虽较急性期为低，但反复的长期波动惹人顾虑。对此，如见以脾困为主的肝脾失调证，常规中加苍术、山药、萸肉以调整肝脾功能，则酶可逐渐下降；如见以肝郁瘀凝为主的阴虚证，常规中加麦冬、杞子、丹参以养阴活血而降酶，这是依据《内经》甘缓、酸收的治则在临床上的具体应用。

降谷丙转氨酶，不能执一方一药而不变。特别是在肝炎病程中，通过治疗，谷丙转氨酶虽见降低，而浊度相反提高，为病变趋向慢性或肝硬化的表现，更需要辨证施治，决不能以单项转氨酶的动态作为疗效的标准。

其次是关于血清白蛋白与球蛋白比例的不正常，亦为传染性肝炎病程中所常见，而且是形成肝硬化腹水的先兆。过去多采用培补法，疗效不显。按传染性肝炎由于实质性病变时白蛋白量的产生减少，肝窦内皮细胞增生，使球蛋白增多，因而引起比例不正常，或蛋白电泳试验，γ球蛋白百分比增高。有白蛋白或球蛋白比例不正常者，临床表现一般可见有面色晦暗，皮下毛细血管充血，肝脾肿硬，常有衄血，大便不成形，舌质带紫，在中医辨证，似属于肝郁瘀凝证。近年来仿《金匮要略》鳖甲煎丸意，改用鳖甲、牡蛎、当归、川芎、丹参、莪术、水蛭、虻虫或桃仁、红花、失笑散等以攻为主的攻补兼施之剂，疗效有所提高。但对食欲不振，大便经常溏泻的脾胃运化不良者，先予调整脾胃功能，亦很必要。

另外，尚有乙型肝炎相关抗原（HAA）阳性，如何使其转阴，亦是临床上一个新的课题。我曾对 HAA 检出阳性患者，采用过鲜马兰头、艾叶、大黄、栀子柏皮汤、黄连解毒汤等，均以服药达 30 剂为一疗程，分别观察疗效，由于 HAA 动态规律尚未很好掌握，因而疗效亦难肯定，有待继续探索。

病案举例：

例 1：洪某，男性，16 岁。1980 年 1 月 18 日初诊，患急性黄疸型肝炎，症见大便干结，小便黄赤如浓茶样，纳减，脉弦滑，苔薄腻质红。湿热郁蒸，发为黄疸。治宜清利湿热，佐以通腑，方用茵陈蒿汤加味：茵陈、茜草各 15 克，黑山栀、黄柏、郁金各 12 克，茯苓、鸡金各 10 克，制军 4.5 克，枳壳 6 克，半枝莲 30 克，红枣 4 枚。服上方 7 剂，黄疸已轻，大便亦通，苔薄腻，质润红，脉濡，再拟原意加减：茵陈、茜草、白茅根各 15 克，黑山栀、黄柏各 12 克，半枝莲 30 克，郁金、鸡金各10克，枳壳6克。服上方7剂，黄疸已消退，胃纳亦香，苔薄腻、质红，脉象濡滑，再拟清利，佐以和胃：茵陈、茜草、白茅根各15克，黄柏、焦山栀、鸡内金各12克，郁金、谷芽各10克，半枝莲30克，红枣4枚。服上方7剂，自觉症状消失，肝功能检查：黄疸指数8单位，谷丙转氨酶32单位。续用原法，更小其制，以廓清余邪。

例2：陈某，女性，34岁，干部。患者于1960年8月发现纳减乏力，肝区痛、肝肿，肋下1.5厘米，脾大2.0厘米，肝功能化验：谷丙转氨酶长期波动在175～270单位，锌浊度10～14单位，总蛋白6.4克%，白蛋白3.6克%，球蛋白2.8克%。有气管扩张症史。西医诊断为慢性肝炎。经西药治疗无好转，于1963年1月开始加用中药治疗。患者头晕目眩，神疲乏力，两胁下常觉胀痛，午后常有低热，口燥咽干，舌苔根黄腻，前半薄，质红带紫，脉象细数，肝郁久羁，瘀凝气滞，营阴耗伤，治宜养阴柔肝，调气活血，拟一贯煎加减。方用：太子参18克，麦冬9克，生鳖甲18克，生地黄12克，生白芍12克，当归9克，枸杞子12克，萸肉6克，柴胡6克，丹参12克，郁金9克，黑山栀12克，制香附9克，炙甘草4.5克。以上方加减，持续服用80余剂（每日1剂），至3月底复查肝功能，谷丙转氨酶24单位，锌浊度7单位，症状消失。观察2年，肝功能均在正常范围。

例3：丁某，男，52岁，1964年1月29日初诊。患者于1962年8月间因发热、纳减、乏力而就医，经某医院诊断为无黄疸型传染性肝炎。谷丙转氨酶长期波动在150～250单位。当时头眩重，脘腹痞满，纳减厌油，常有便溏，梦寐不酣，盗汗时作，舌苔白腻，脉象濡缓。证属脾湿内滞，肝失条达。治以醒脾化湿，疏肝调气。处方：制厚朴3克，制苍术、柴胡、法半夏各6克，茯苓、郁金、黑山栀、六神曲各9克，黄芩、枳壳、炙甘草各4.5克。连续服上方加减达2个月，复查谷丙转氨酶已由就诊前 230 单位下降至 57 单位，自觉症状减轻。继投香砂六君汤加减巩固疗效，观察 3 个月，谷丙转氨酶稳定在正常范围。

例 4：陈某，女，34 岁，1963 年 1 月 24 日初诊。患者宿有咯血史，1960 年 8 月因纳减乏力，发现肝肿 1.5 厘米，脾大 2.0 厘米，经某医院诊断为无黄疸型传染性肝炎。谷丙转氨酶长期波动在 175～270 单位，锌浊度 10～14 单位。当时两胁下常觉胀痛，头眩晕，视力稍见减退，间有午后微热，舌质红，右侧更显，苔薄，根微黄，脉象细数。症系肝邪久羁，营液亏耗。治宜养阴柔肝。一贯煎加减：西洋参（或用党参）3 克，麦冬、生白芍、焦山栀各 9 克，生鳖甲 18 克，生地黄 12 克，归身、杞子、萸肉、郁金各 6 克，木瓜、炙甘草各 4.5 克。经服上方加减 80 余帖后，复查谷丙转氨酶下降为 24 单位，锌浊度 7 单位。观察 1 年，均在正常范围，体重亦增 4 公斤。

以上仅介绍传染性肝炎辨证和治疗的肤浅经验，至于重症肝炎的诊治体会，下面予以重点讨论。

重症传染性肝炎辨证论治的探讨

这里所指的重症传染性肝炎，是包括暴发性传染性肝炎（急性肝坏死）、亚急性肝坏死。这些肝病，主要临床表现是：深度黄疸（黄疸指数达 100 单位以上），腹水，甚至神志错乱，陷入昏迷。与此同时，肝功能均有不同程度的损害，预后十分恶劣。目前尚无满意疗法。为抛砖引玉计，兹将这些肝病的辨证和治疗，分别探讨如下。

（一）暴发性传染性肝炎（急性肝坏死）

1. 临床表现

患者以青壮年为多，起病急骤，黄疸迅速加深（约 5～10

日即达深度），胃纳锐减，恶心呕吐，微热，神疲而烦，且易躁动，甚或狂乱，伴有衄血，或现紫斑，肝肿回缩，小便短赤，大便不畅。舌苔秽浊，边尖质红，扪之干，甚或舌缩不能伸。脉象先时缓滑或弦滑，继则多弦细带数。近之，闻有肝臭。这些症状，颇与祖国医学的“急黄候”相近似。

2. 辨证举要

基于上述临床表现，当黄疸加深，神经精神症状尚未出现阶段，显为热盛邪实。但当病势进展，体温往往突又上升，神经精神症状随亦出现，先时躁动恍惚，或瘈疭，伴现出血，继陷昏迷。这时，外内热毒，交相为患，内陷厥阴，心主无权，神藏不静，已成为气营两损之实中挟虚证，这是依据患者舌质的干涸、脉象的细数、神识的昏迷以及舌卷囊缩等证候而测知。与前此阶段之热盛邪实，精气未夺，有所区别。

3. 治疗探讨

对本病的治疗，可分两个步骤：一是黄疸进展，热毒蕴盛阶段，以茵陈蒿汤、黄连解毒汤等，乘势涤荡，以防邪热之鸱张；另一阶段，就是见有精神恍惚，躁烦不寐，或幻觉等昏迷前期症状，如舌质红绛，脉象弦数，为湿热伤营之象，专任苦泄，恐已无济，须佐鲜地、麦冬、石斛、菖蒲或神犀丹之类，清营逐秽，以防内陷，实为要键。如能遏止昏迷，最为上策。

根据各地报导，如用安宫牛黄丸、至宝丹、苏合香丸、紫雪丹等，抢救肝性昏迷，随症选用，均获一定疗效。但是，我们几年来，救治肝昏迷患者，虽仅观察30余例，对成药中之疗效稍为满意者，惟神犀丹和紫雪丹，是否与此二药中无刺激肝脏之雄黄、朱砂等有关，尚待研究。

个人体会：急性黄疸型传染性肝炎，凡消化道症状严重，黄疸迅速加深，精神疲乏，烦躁不宁，舌苔黄燥，脉象滑数或细数，虽起病仅三五日，就要虑其为暴发型肝炎的可能，乘其未陷昏迷，通涤胃肠热毒，实为要务，不可犹豫。如已现狂躁，或伴有出血倾向，舌苔黄燥质红，需加用神犀丹以解毒凉血，或可遏止病情的恶化。我曾从此法治疗暴发型肝炎肝昏迷前期患者数例，取得一定疗效。此虽不是背水一战之计，而亦为图之于预的方法。

4. 病案举例

胡某，男性，31岁，干部。患者因面目遍身黄染，神志狂乱，于1962年6月10日入院。体检：营养中等，呈急性病容，狂躁不安，齿衄，心肺正常，肝肿肋下2厘米，剑突下1厘米，脾触及。肝功：总胆红素7.0毫克%，黄疸指数75单位，凡登白试验间接强阳性，直接弱阳性，谷丙转氨酶400单位，硫酸锌浊度13单位，蛋白总量6.1克%，白蛋白3.6克%，球蛋白2.5克%。血象：血红蛋白11.5克%，白细胞8000/立方毫米。尿检：三胆阳性，蛋白微量。诊断为急性黄疸型传染性肝炎（暴发型）。除以西药葡萄糖、γ-氨酪酸、维生素K、抗菌素等治疗外，并邀请中医会诊。

初诊（6月12日）：面目遍身发黄，如橘子色，狂躁不宁，喜怒躁骂无常，齿衄，口渴引饮，且欲呕恶，纳呆，大便已3日未解，小溲黄赤，舌苔黄燥，质红绛，脉象弦滑而数。湿热炽盛，肝胆郁结，腑气不通，营液耗灼，心神被扰，病起1周，证属急黄，治宜清热通腑，凉血解毒。方用：生大黄、黑山栀各12克，黄柏、枳壳、郁金各9克，菖蒲6克，鲜生地18克，茵陈30克。鲜白茅根30克先煎汤，去滓，取汁代水，放入上述各药再煎熬。服2剂。

二诊（6月14日）：服前方后，大便解过3次，色焦黄，隐血试验（+），神志略定，黄疸未见加深，呕恶已止，腹尚平软，小便黄赤，舌苔略润，质仍红绛，脉象弦滑，再守原法加减，于前方减去菖蒲，加血余炭、地榆炭。服2剂。

三诊（6月16日）：神志转清，黄疸亦见减轻，但仍懊侬，苔转黄腻，质尚红，脉象弦滑。病情虽越险岭，未登坦途，再拟清热养阴，疏肝利胆。方用：生大黄6克，黑山栀12克，郁金、黄柏、麦冬、鸡内金各9克，枳壳6克，川石斛12克，茵陈30克。半枝莲30克先煎沸，去滓，取汁代水，放入其它药再熬。服4剂。

四诊（6月20日）：黄疸减轻，寐仍未安，肝区隐痛，大便正常，小溲仍黄，舌苔薄黄而腻，质红，脉象弦滑。再于原方减去大黄，加酸枣仁9克，茯苓9克。再服4剂。

五诊（6月25日）：两目发黄明显减轻，寐劣转安，知饥欲食，但仍乏力，苔转薄腻，质红，脉象弦缓。湿热虽轻，气营未复，肝郁未舒，再拟疏肝利胆，清化湿热。方用：黄柏9克，黑山栀12克，郁金6克，茜草15克，茯苓9克，生地12克，糯稻根30克，茵陈18克，夜交藤12克，制香附9克。再服5剂。

六诊（6月30日）：黄疸减轻，寐亦转安，但仍多梦，头脑乏力，胁下隐痛，舌苔薄腻，脉象弦缓，再守原意出入。用前方去夜交藤，加太子参。续服7剂。

患者于同年7月10日复查肝功，黄疸指数14单位，谷丙转氨酶80单位，自觉症状消失，继以疏肝利胆，益气生津之剂，用当归9克，生白芍12克，黑山栀12克，茜草15克，郁金9克，太子参18克，茵陈15克，生地12克，麦冬9克，杞子12克，鸡内金9克等加减，续服20余剂，肝功复查正常而出院。

（二）亚急性肝坏死

1. 临床表现

主要是：黄疸逐渐加深，精神软弱，食欲锐减，脘腹胀满，且有疼痛，部分病例可有腹水，大便或秘或溏，常有隐血，经过虽较缓慢，而病情不断发展。祖国医学所谓“疸胀”，与此相近似。

2. 辨证举要

本病辨证，大致分为二类：一为胃热炽盛证，是根据《素问·至真要大论》“诸胀腹大，皆属于热”的病机来辨证。这种类型，在黄疸初起阶段，从其表现之脉证分析，似多为热胜于湿之阳黄证。虽迭投清化湿热之剂，然经2～3周后，病情有增无减。有些病例，则出现顽固之恶心呕吐；另些病例，则见频繁之下痢；亦有呕利交作者。但其共同的症征，为黄疸逐渐增深之同时，脘腹之胀满或疼痛亦随之而增剧。因而，胃纳更差，精神益形萎顿，其舌苔由黄腻或白干，渐转为厚浊，舌质红绛。脉象则由弦缓而转为弦滑带数，按之虚。显为湿热鸱张，邪恋液耗，脾胃运化窒碍，肝胆气血郁结，这时，病变更为复杂，往往是寒热混淆，虚实互见。在临床上的辨证，既要区别其湿和热之偏重，又要辨其气虚和血虚之轻重，只有这样，才能在治疗上不至于“举棋不定”。另一类，为脾湿壅滞证，是依据《素问·至真要大论》“诸湿肿满，皆属于脾”的病机来辨证。从其一系列之临床表现，如黄疸色晦不鲜，胸痞纳减，或大便溏薄，形寒不欲饮，苔黄白腻，脉象濡缓，显为湿壅脾虚之阴黄证。但此证如经过适当处理，若小便自利，大便亦调，则疸和胀可望逐渐消减。

以上两种类型，并不是固定不变的，特别是病情恶化，均可演变为正虚邪实。据我观察，胃热炽盛证，以演变为气阴两虚者为多见。这从其精神之萎顿，躁烦不安，以及舌质变绛，脉象弦数等的表现，亦可测知。更值得注意的，就是这类病例，常伴有出血（根据我们观察的病例，占80%以上），可见胃肠络脉之受伤，导致营血亏耗，亦为促使病变增剧因素之一。脾湿壅滞证，其发展为阳虚或气虚者固多，但亦有不少病例，由气虚或阳虚，而转变为气阴两虚，若是者，其预后亦多恶劣。

3. 治疗探讨

对胃热炽盛证的治疗，在黄疸期，一般以清化湿热，调气分消，药用茵陈、山栀、郁金、黄连、黄柏、厚朴、枳壳、麦冬、丹参、白茅根、腹皮等随证施治。兼有呕血或便血者，加三七、血余炭或地榆炭；神志昏乱者，加牛黄清心丸或安宫牛黄丸；精神疲乏者，加太子参。这一证型，由于热毒鸱张，肝阴耗伤，瘀凝气滞，标实本虚，在治疗上专恃寒凉泻热，而胀满益增，仅用渗利，而肝阴益竭，最感棘手，疗效不很满意。至其属于脾湿壅滞证，治以运脾疏肝，调气渗湿，药用茵陈、山栀、郁金合秦艽汤，或导水茯苓饮加减，其疗效较胃热炽盛证略胜一筹。个人体会，亚急性肝坏死不论为胃热炽盛证，或为脾湿壅滞证，清热养阴固为重要，而调气健脾亦不可忽视。

4. 病案举例

丁某，男性，33岁，职业医师。患者于1962年10月间患急性黄疸型传染性肝炎，经治好转。于1964年4月初，又觉乏力，纳差，出现黄疸而入院。虽经治疗，10余日来，黄疸加深，伴现腹水。肝功：黄疸指数85单位，总胆红素10毫克%，谷丙转氨酶640单位，碱性磷酸酶12单位，总蛋白6.4克%，白蛋白3.4克%，球蛋白3.0克%，硫酸锌浊度16单位。西医诊断为慢性肝炎，亚急性肝坏死。于5月2日邀中医会诊。

初诊（5月2日）：面目遍身发黄，色暗不鲜，脘腹胀满，动摇有水声，纳减，口干不欲饮，小溲短赤，大便干，日一行，神疲懒言，舌苔白腻，边尖质微红，脉象滑数。湿热壅滞，肝气郁结，脾失健运，酿成疸胀。治宜疏肝理脾，清化湿热，拟秦艽汤合茵陈蒿汤加减。方用：茵陈30克，黑山栀12克，黄柏9克，制厚朴4.5克，制大黄6克，秦艽9克，茯苓9克，旋覆花9克，郁金6克，枳壳9克，泽泻12克，金钱草30克，牛乳60克入煎。服2剂。

二诊（5月4日）：面目及身仍黄，腹胀如鼓，上气微咳，小便短赤，大便略软，日仍1次，足跗微肿，舌苔薄黄而腻，脉象弦细带数。湿滞气阻，脾运困顿，症势尚在进展，再守原方加减。方用：苏叶 9 克，茯苓 9 克，制厚朴 4.5 克，枳壳 9 克，制大黄 6 克，腹皮 12 克，广木香 4.5 克，黄柏 9 克，黑山栀 12 克，秦艽 9 克，旋覆花 9 克，泽泻 12 克，茵陈 30 克，牛乳 60 克入煎。服 3 剂。

三诊（5 月 7 日）：面目黄染稍淡，腹胀未减，小便黄赤，已稍增多，大便日 2 次，微溏，微咳，足跗浮肿，神疲乏力，舌苔薄腻，脉转濡缓。昨日检验黄疸指数为 35 单位，谷丙转氨酶 160 单位。再拟理脾疏肝，调气分消。方用：苏叶 9 克，焦白术 9 克，茯苓 9 克，秦艽 9 克，旋覆花 9 克，黑山栀 12 克，砂仁 4.5 克，广木香 4.5 克，郁金 9 克，黄柏 9 克，茵陈 18 克，泽泻、腹皮各 12 克，牛乳 60 克入煎。服 2 剂。

四诊（5 月 10 日）：黄疸已轻，腹胀亦减，尿量增多（日 1400～1700 毫升），精神好转，胃纳略香，惟足跗尚有轻度浮肿，舌苔薄腻，质微红，脉象濡缓。症势已见转机，再以原方加减，用前方减去腹皮，加冬瓜皮 60 克煎汤代水。3 剂。

五、六诊：基本守前方加减。

七诊（5 月 20 日）：黄疸虽轻未净（黄疸指数 25 单位），腹水已消（腹围 62 厘米，比最大腹围缩小 16 厘米），精神好转，胃纳亦增，舌苔薄白，脉象濡缓，再于原方减去苏叶、腹皮，加当归、丹参等活血之品，续服 7 剂。

本例自八诊后，转入调理阶段，改投秦艽汤合逍遥散加减，以巩固疗效。至 7 月 6 日肝功能化验：总蛋白 6.7 克％，白蛋白 4.2 克％，球蛋白 2.5 克％，黄疸指数 6 单位，麝浊 8 单位，锌浊 14 单位，谷丙转氨酶 20 单位。症状消失，腹平软，无移动性浊音，肝肋下 1 厘米，质软，明显进步而转院疗养，观察至今未复发。

对肝硬化辨证和治疗的临床体会

肝硬化是临床上较常见的疾病。现代医学对肝硬化的分类，有按病理形态分类，有按病因分类，各有其优缺点。就本省发病情况，结合个人临床实践，较多为血吸虫病性肝硬化和肝炎后性肝硬化。本文所论述的，亦属这二类的临床体会。

（一）祖国医学对肝硬化的认识

肝硬化的主要临床表现为肝质变硬，脾脏肿大，黄疸，腹水，腹壁静脉曲张，食道静脉破裂出血，或因肝功能衰竭而导致肝性昏迷。这些表现，在祖国医学来说，似属于“积聚”、“臌胀”、“黄疸”等范畴。

积聚和臌胀，是肝硬化病变发生和发展过程中的不同阶段的不同表现。喻嘉言说：“凡有癥瘕积块，即是胀病之根。日积月累，腹大如箕，腹大如瓮，是名单腹胀。”这虽不能肯定他是指肝硬化而言，但认识腹水的形成，与腹腔中的癥瘕积块有关。而且喻氏还认为胀病不外气结、血凝、水裹，是一个很大的发现。

对臌胀的形成，李梴说：“脾居中，能升心肺之阳，降肝肾之阴。今内伤外感，脾阴受伤，痰饮结聚，饮食之精华不能传布，上归于肺，下注膀胱，故浊气在下，化为血瘀，清浊相溷，隧道壅塞，郁久为热，热化成湿，湿热相搏，遂成臌胀，或在脏腑之外，或在荣卫之分，……亦总归于脾也。”万密斋说：“阴阳愆伏，荣卫凝滞，三焦不能宣行，脾胃不能传布，胀满之所由生也。”指出脾阴受伤，荣卫凝滞，隧道壅塞是形成臌胀的重要环节。

对臌胀的分型，杨士瀛有水胀、谷胀、气胀、血胀之分；陈士铎还补充了虫臌的证治。这些分型，虽利于审证求因，但是不能全面地反映脏腑和气血病变的发生和发展间的相互关系。至于对它的辨证和治疗，李东垣认为臌胀，皆由脾胃之虚弱，不能运化精微，致水谷聚而不散，遂成臌胀；认为辨证关键，要分寒热，而且说寒胀多，热胀少，在治疗上主张温补。朱丹溪认为臌胀的辨证关键要分虚实，治法主张重在补中行湿，须兼养肺以抑肝，使脾无贼邪之患，滋肾以制火，使肺得清化之源；对如因故蓄血而成胀的，亦主张用抵当汤以下死血。虞抟认为腹水而兼有黄疸，要先燥湿清热，专以参、术培补，反加闷乱，增剧不安。戴思恭认为若腹内热急，大便秘者，宜备急丸，或木香槟榔丸，或用大黄、厚朴、枳实通大便为上策。虞、戴二氏是针对丹溪的治法而作了补充。赵献可认为中满之病，原为肾中乏火，气虚不能行水，主张培补肾阳。但又提出有纯是阴虚者，主以六味地黄汤滋阴补肾，并推崇薛立斋以金匮肾气丸治疗肿胀的疗效。但姜天叙认为要加牛膝、车前始能应验。

综上而观，历代医家认为臌胀是由于肝脾肾的受损，而导致气结、血凝、水裹，这是一致的。限于历史条件，各家所诊治的病例，发病阶段可能不同，也不可能系统地自始至终地观察，特别是病因的不同。所以对它的治疗，有的主补，有的主攻，各有其侧重，各有其缺点。为了达到古为今用的目的，我们必须做到兼取各家之长，这是很有必要的。

（二）分型辨证和治疗

根据肝硬化病变过程的临床表现，分积聚型（接近早期肝硬化）和臌胀型（即腹水型）。积聚型以肝质变硬，脾脏肿大，或伴有轻度黄疸，蜘蛛痣，掌心红缕赤痕。肝功能化验：浊度增高，白球蛋白比例可有不正常。臌胀型以出现不同程度的腹水，浮肿。肝功能化验：白球蛋白比例倒置，蛋白电泳γ球蛋白偏高。根据这些分型，作如下的辨证。

1. 积聚型

（1）肝郁血瘀证

症见肝脾区可有压痛，脘腹痞胀，食后加重，口苦，纳减，大便秘结或不畅，小便常黄赤，或有衄血，舌边带紫，苔黄糙，脉象弦细或弦滑。治以活血调气，柔肝消痞。方用生鳖甲（或炮穿山甲）、当归、生白芍、柴胡、郁金、茜草（或丹参）、桃仁、香附。有黄疸者，去白芍，加茵陈、黄柏或岩柏草、马蹄金；血吸虫病患者、乙状结肠镜和活组织检查阳性者，加枣儿槟榔、广木香；有巨脾或伴有“脾亢”者，去鳖甲，加金匮鳖甲煎丸；阴虚者，加生地、麦冬或石斛、杞子；气虚者，加党参、白术；呕血者，加三七；便血者，加地榆炭、血余炭。

例1：蒋某，女，30岁，干部，1964年3月门诊。童年有血吸虫疫水接触史，脘腹胀满，食欲尚可，大便常溏，时挟黏液，无里急后重，齿衄，肝质硬，肋下1厘米，剑突下1.5厘米，脾肋下3厘米，且有疼痛。血象：血红蛋白9.5克，白细胞5600，血小板65000；肝功能：总蛋白6.5克，白蛋白3.5克，球蛋白3.0克，锌浊度10单位，谷丙转氨酶在正常范围。西医诊为血吸虫病性肝硬化，舌边有紫斑，苔白腻，脉象弦滑。此虫毒为患，瘀凝气滞，肝脾失调，致成痞气。治宜消痞柔肝，活血调气。方用生白芍、枣儿槟榔各12克，广木香4.5克，厚朴3克，当归、莪术、炮穿山甲各9克，青皮6克，丹参15克，金匮鳖甲煎丸15克（分吞）。服上方加减30余剂后，腹胀减轻，衄血减少，舌苔转薄，乃去槟榔、厚朴、木香，加党参、白术以益气，柴胡以疏肝。50余剂后，脾缩小1厘米，质稍软。血红蛋白10.5克，血小板11万，肝功能正常。于1965年冬，接受锑剂20天疗法，病情稳定。

例2：王某，男，35岁，干部，1973年8月门诊。面色萎黄，纳差，脘腹胀满，两腿酸软乏力，左眼外侧角现有蜘蛛痣一颗，小便黄赤，大便秘结不畅，肝肋下2厘米，质中，压痛，脾肋下触及，舌质红带紫，苔根微黄腻，前半薄，脉象弦滑。肝功能化验：白蛋白3.2克，球蛋白3.5克，谷丙转氨酶125单位，胆红质1.3毫克，锌浊度14单位，黄疸指数13单位，A、F、P试验阴性。谷丙转氨酶三年来反复波动，西医诊断为传染性肝炎、早期肝硬化。中医辨证系肝胆郁结，湿热相搏，血凝气滞，治宜柔肝舒胆，活血化瘀。方用丹参、黑山栀各15克，当归、香附、黄芩、鸡内金、桃仁各9克，枳壳6克，郁金12克，茵陈18克，半枝莲30克。30剂后，胃纳略香，大便较畅，舌质仍紫，苔转薄腻，脉转弦缓，但仍觉乏力，肝区常有刺痛，复查肝功能，谷丙转氨酶75单位，黄疸指数8单位，白球蛋白比例未正常，锌浊度14单位。继续服药3月余，复查肝功能：白蛋白4.2克，球蛋白3.4克，锌浊度10单位。自觉症状较治前明显改善，恢复半天工作，观察至今，未见反复。

（2）脾虚气阻证

症见面色苍黄，肝、脾区可有隐痛，乏力，纳差，厌油，脘腹胀满，食后更甚，肠鸣矢气，大便常溏，或伴有下腿轻度浮肿，舌边现齿痕，质淡或带灰，苔白腻，脉象濡细。治以健脾疏肝，理气化湿。方用党参、白术（或苍术）、柴胡、郁金、茜草、枳壳、黄芩、茯苓、厚朴、鸡内金。大便溏泄者，减去枳壳，加炮姜炭、乌梅；消化功能改善后，可加当归、白芍。余仿肝郁血瘀证。

例3：林某，男，41岁，干部，1973年11月门诊。面色苍黄，肝肋下1.5厘米，质硬，脾肋下2厘米，肝区疼痛，掌心红缕赤痕，两腿酸软乏力，足跗微肿，腹胀不舒，但无移动性浊音，脉象濡细。肝功能化验：白蛋白3.0克，球蛋白3.2克，锌浊度18单位，谷丙转氨酶65单位。西医诊为肝炎肝硬化。发现肝炎病史已6年，纳食不香，大便多先硬后溏，舌质淡红、苔白腻。属肝气郁结，脾失健运，治宜健脾化湿，疏肝理气。方用：党参、大腹皮、茯苓各12克，焦白术15克，厚朴 4.5 克，柴胡、苏叶、枳壳各 6 克，莪术、黄芩、木瓜各 9 克，杜赤豆 18 克。上方加减服 30 余剂后，腹胀减轻，胃纳略增，肝功能化验：锌浊度 14 单位，白球蛋白比例未改善。前方去苏叶、大腹皮，加当归、白芍、丹参，续服 60 余剂，肝区疼痛基本缓解，足跗浮肿消失。复查肝功能：白蛋白 3.5 克，球蛋白 3.0 克，锌浊度 12 单位，谷丙转氨酶 40 单位。再以上方去木瓜、杜赤豆，加鳖甲，续服 40 余剂后，肝质较前转软，脾肋下 0.5 厘米。观察至 1975 年 4 月，病情稳定。

2. 臌胀型

(1) 血瘀瘗滞证

症见面色萎黄，皮下现红缕赤痕，常有齿衄鼻血，腹胀绷急，青筋暴露，肝脾区疼痛，小便赤，大便燥，舌质多带紫，苔黄白相兼而不润，脉象弦数。治以疏肝活血，决瘗利尿。方用当归、川芎、丹参、失笑散、莪术、水蛭、虻虫、茯苓、泽泻、枳壳、香附。高度腹水，尿量日仅 400～600 毫升者，加地枯萝、葫芦瓢、鲜荔枝草或将军干（或土狗）；伴黄疸者，加过路黄、茵陈、岩柏草、白茅根；大便不通者加大黄；血瘀而枯者加生地。

例 4：任某，女，35 岁，工人，1975 年 4 月住某医院。素有肝肿，一个半月前，突觉腹胀，随即出现腹水，进行性增大，入某医院住院治疗。目微黄，腹胀绷急，腹壁青筋显露，纳减，便溏，溲短赤。月经延期半月，妇科检查无异常。舌边质紫、苔淡黄而薄腻，脉象弦细。腹水液化验（一）；甲胎球蛋白试验阴性；肝功能化验：谷丙转氨酶 287 单位，白蛋白 2.4 克，球蛋白 3.5 克。曾用多种西药利尿剂及先后放腹水达 3000 毫升，腹水退而发作，已反复多次，故加用中药治疗。按肝为藏血之脏，肝气久郁，瘀阻络脉，隧道瘗塞，致成血臌重症，治宜活血化瘀，调气利尿。方用当归、茺蔚子、桃仁、焦白术、枳壳各 9 克，丹参、失笑散（包）、泽泻、大腹皮、郁金各 12 克，水蛭 4.5 克，虻虫 3 克，地枯萝 30 克。3 剂后，尿量明显增多，日达 1900 毫升，继服 4 剂，腹水消失，胀减，且欲食。原方去地枯萝、大腹皮，加香附，再服 7 剂，月经来潮，色紫带块，5 天后经净。但便仍溏，食后腹中不舒，原方去水蛭、虻虫，加党参、茯苓、鳖甲、黄芩健脾柔肝之药，调理 2 月余。复查肝功能，谷丙转氨酶 75 单位，白蛋白 2.9 克，球蛋白 3.1 克，移动性浊音（—）。近已能自理生活，参加轻度家务劳动。

（2）脾虚水聚证

症见面色苍黄，神疲乏力，腹胀如鼓，动摇有水声，纳差，朝食不能暮食，大便多溏，小便短少，肢冷，或下腿浮肿，舌质淡或边带灰，苔白腻，脉细弱或濡细。血象可有白细胞减少，肝功能化验，白球蛋白比例明显倒置。治以健脾运中，分消利尿。方用党参、焦白术、砂仁（或厚朴）、广木香、茯苓、泽泻、苏叶、丹参（或茜草）、郁金。腹胀甚者去砂仁加益欢散；便溏泄者加炮姜、乌梅；血虚者加当归。余仿血瘀壅滞型。

例 5：黎某，男，48 岁，工人，1970 年 1 月门诊。面色苍黄，颈部现蜘蛛痣，腹膨如箕，已有 3 月余，腹围 92 厘米，胀满，朝食不能暮食，鼻衄，足跗浮肿，动则气急，小便量少，大便时溏。肝功能化验：白蛋白 2.5 克，球蛋白 3.4 克，锌浊度 21 单位，黄疸指数 12 单位。1965 年曾患黄疸型肝炎，现西医诊为肝炎肝硬化。诊时舌边质黯紫，苔白腻，脉象濡细，证属肝郁气滞，荣卫凝泣，脾失健运，水液壅聚，治宜健脾疏肝，调气分消。方用：党参、泽泻各 12 克，广木香、厚朴各 4.5 克，焦白术、茯苓、鸡内金、黑山栀、郁金各 9 克，青陈皮各 6 克，白茅根 18 克。服上方 7 剂，尿量增多，腹满略轻，原方去黑山栀，加马鞭草、大腹皮、冬瓜皮，服至第 6 剂时，突发腹泻，昼夜 10 余次，腹围缩小 10 厘米。乃于前方去马鞭草、冬瓜皮，加丹参，续服30余剂，腹围波动在80厘米左右，气急减轻，鼻衄亦止。仍以健脾柔肝调治2月余，腹水消失，症状改善，回原单位休息。

例6：林某，女，48岁，干部，住某疗养院，1975年2月会诊。面目微黄，头晕，乏力，胃纳不香，齿衄，夜寐不安，肝脾区时有疼痛，腹胀如鼓，有移动性浊音，肠鸣漉漉，大便溏薄，日2～3次，舌质微红、苔白腻，脉象弦缓。血象：血红蛋白6.5克，红细胞240万，白细胞2700，血小板36000。肝功能化验：白蛋白3.3克，球蛋白4.0克，胆红质1.8毫克，锌浊度25.5单位，谷丙转氨酶65单位。西医诊为肝炎肝硬化。虽经保肝利尿，输血等治疗，腹水、黄疸仍进行性增加，不能控制。中医辨证：湿热之邪久稽，肝胆之气郁结，脾胃运输不良，水谷精微不化，营血耗损，水湿潴留，致成疸水之证。治宜健脾运中，柔肝舒胆。方用党参、丹参、郁金、茯苓各12克，苏叶6克，广木香、砂仁各4.5克，茵陈15克，岩柏草30克，焦白术、泽泻、鸡内金、当归各9克。上方加减服60余剂，腹水及黄疸消退，二便正常。4月19日复查血象：血红蛋白8克，红细胞263万，血小板45000；肝功能化验：总蛋白6.9克，白蛋白3.4克，球蛋白3.5克，胆红质0.9毫克，锌浊度20单位，谷丙转氨酶25单位。原方去茵陈、苏叶，加鳖甲、杞子、失笑散等，继服30余剂。至6月底复查血象：血小板67000，血红蛋白9.5克；肝功能化验：白球蛋白比例改善。腹水消失，精神好转出院。

（3）湿热蕴结证

症见巩膜皮肤黄染，发热，口干且苦，胃纳减退，腹胀如鼓，小便黄赤，大便秘结，或先硬后溏，可有衄血，舌质红，苔黄糙，脉象滑数。肝功能化验，可有谷丙转氨酶、胆红质明显增高。治以清热渗湿，疏肝舒胆。方用柴胡、黄芩、黄柏、黑山栀、郁金、茵陈、枳壳、白茅根、泽泻、白毛藤。便秘者，加大黄；下痢者，加凤尾草；小便量少者，加泽泻、冬瓜皮、车前草或鲜荔枝草；气虚者，加太子参、阴虚者，加石斛、麦冬；有出血倾向者，加三七。

例7：王某，女，48岁，农民，1970年5月就诊。有血吸虫病史，面目遍身发黄，身热，体温在38～38.5℃之间已月余，腹膨，动摇有水声，大便溏薄，挟有黏液，有里急后重感，日3～4次，小便黄赤，两足跗浮肿，肝大剑下3厘米，质硬，脾肋下13厘米，腹围81厘米，肝功能化验：白蛋白2.2克，球蛋白2.8克，谷丙转氨酶25单位，锌浊度19单位，黄疸指数40单位。西医诊为血吸虫病性肝硬化。舌光滑、根苔薄黄，脉象细弱而数。湿热蕴结，肝胆郁结，胃肠运化失调，气阴耗伤，浊饮凝聚，治以清热渗湿，疏肝利胆，佐以益气扶正。方用：柴胡6克，黄连3克，黄柏、郁金各9克，孩儿参、白毛藤各15克，凤尾草18克，黑山栀、泽泻、淮山药各12克，茵陈30克，广木香4.5克（在服此药的同时，加用双氢克尿塞25毫克，氯化钾10毫升，1日3次）。7剂后，身热减，大便好转，黄疸亦见消退，原方去柴胡、白毛藤，加白薇、仙鹤草，连服12剂，尿量每日在1700毫升左右，腹围缩至64厘米。改用党参、白术、当归、丹参、郁金、鳖甲、茯苓等健脾柔肝药调理3月余，于同年10月，顺利接受脾切除术。

(4) 肝肾衰竭证

症见面色晦黯，神倦懒言，气急，腹大膨满，青筋显露，或下腿浮肿，腰围酸痛，小便少。阴虚者多伴有低热，心烦，夜寐不安，舌质紫黯，脉象弦细；气阴两虚者，舌苔白而不润，脉象微细。除肝功能损害外，还可伴有尿蛋白、管型、非蛋白氮增高、二氧化碳结合力降低的肝肾综合征。治以滋补肝肾，分消利尿。方用地黄、杞子、麦冬、当归、山药、萸肉、茯苓、泽泻、郁金、枳壳、丹参、车前草、怀牛膝。气阴两虚者，加党参、白术；肾阳虚者，如肉桂、附片；阴虚伴低热者，加鳖甲、柴胡；腹胀难受，小便滴点者，加益欢散、白茅根；呕血或便血者，加三七。

例8：吴某，男，54岁，工人，1971年7月就诊。病肝炎已10余年，近3年来，反复出现腹水，面色苍黄，颊、鼻部皮下红缕赤痕，消瘦乏力，午后低热，腹胀满，动摇有水声，气微急，常有齿鼻衄，食少，便溏，小便量日约500毫升。肝功能化验：白蛋白1.4克，球蛋白3.6克，锌浊度24单位，黄疸指数11单位，谷丙转氨酶60单位；尿检：蛋白（+）。西医诊为肝炎肝硬化。诊时足跗浮肿，舌质紫黯、根苔薄黄，脉象弦细带数。肝阴肾精亏损，脾运失职，关门不利，浊饮停聚，遂成臌胀。治宜滋补肝肾，运中通关。生鳖甲18克，地黄、泽泻各12克，党参15克，当归、焦白术、茯苓、郁金、鸡内金、滋肾通关丸（包煎）各9克，柴胡、枳壳各6克，白茅根60克。同时用A、T、P和辅酶A，利尿药以及其它保肝药。服上方加减10余剂后，尿量增至日800～1000毫升，气急减轻，大便仍溏。尿检：蛋白（+），颗粒管型2～4。原方去柴胡，加杞子、怀牛膝，继服20余剂，腹胀略轻，尿检仍有蛋白及颗粒管型，再于原方去鳖甲，加怀山药，又服20余剂，胀势仍未减轻，精神更加萎顿。至10月间，突发高热，下柏油样便，复住院抢救，便血不止，迅现昏迷而不救。

（三）讨论和体会

1. 关于辨病问题

血吸虫病性肝硬化和肝炎后性肝硬化的临床表现，既有共性，又有差异。如脾脏的显著肿大，肝肿可扪到结节，腹腔内常有肿块，乙状结肠镜检查可有典型病变。特别是部分患者，由于童年反复感染血吸虫，影响生长发育，而成为侏儒症等，是血吸虫病性肝硬化的特征。但长期衰弱感，食欲不振，皮肤色素沉着和蜘蛛痣等，则多见于肝炎后性肝硬化。这虽是两者鉴别的要点，当然还要注意流行病学、病史以及肝功能化验方的结果等，进行综合分析，以确定诊断，是搞好中西医结合的基本条件。尤其是对血吸虫病性肝硬化的确诊，还对考虑接受原因治疗极为重要。如例1蒋某，就是通过中药治疗，改善了症状和功能，进而接受锑疗，使病情获得缓解。个人体会，做好辨病是有意义的。当然还要与其它原因所引起的肝硬化、肝癌、胰腺癌等作出鉴别诊断。

2. 关于分型辨证问题

个人将肝硬化分为积聚型和臌胀型，并对这两个阶段病变过程中的临床表现，根据脏腑气血结合八纲辨证，而辨别为肝郁血瘀、脾虚气阻、血瘀壅滞、脾虚水聚、湿热蕴结和肝肾衰竭等证。但上述各型证是相互关联的，不是孤立的，更不是绝对的，而且是可以相互转化的。分型辨证的目的，是为了对肝硬化病变的发生和发展过程中，能注意各个阶段中的特点，借以抓住它的主要矛盾及其主要矛盾方面，为治疗上遣方选药，权衡攻补，提供指征。在临床实践中，我发现肝郁血瘀证的发展，较易成为血瘀壅滞证；脾虚气阻证的发展，较易成为脾虚水聚证，这是其常。但是也有相互转化的。不管血瘀壅滞证或脾虚水聚证，到了一定程度，均可导致肝肾衰竭证，而呈危重。特别是湿热蕴结证和消化道出血一样，是促使病变转向恶化的征兆，可能为腹腔感染所引起有关。值得提出的是，对肝肾衰竭证的辨证，由于部分病例可伴有肾功能损害，临床表现既不是单纯的阴虚证，又不是纯属阳虚证，较多表现为气阴两虚的证候。根据肝硬化病变的发展，较多的是由阴虚及阳，结合阴阳互根的理论，所以将这种气阴两虚、阴阳俱损的证候群，隶属于肝肾衰竭证，其用意即在于此，并为临床治疗，使能注意养阴必须顾其阳，助阳必须顾其阴的治则，提供论据。

3. 关于治疗问题

肝硬化是一个慢性全身性的疾病，尤以肝郁、脾虚、肾损为突出。因此，除出现腹水外，在治疗方面以柔肝、健脾、益肾分别作为各个阶段的基本方法。常选用鳖甲、柴胡、桃仁、红花、水蛭、䗪虫、失笑散、莪术、丹参、当归、白芍等具有活血和消积作用的药物，组成为柔肝药；选用党参、苍白术、黄芪、山药、茯苓、厚朴、木香、砂仁、枳壳、苏叶、香附等具有补气和理气作用的药物，组成为健脾药；选用地黄、首乌、石斛、杞子、麦冬、菟丝子、山萸肉、肉桂、制附子等具有育阴或通阳作用的药物，组成为益肾药；还选用黄连、黄柏、茵陈、大黄、岩柏草、白毛藤、白茅根、郁金等具有清热解毒、利胆渗湿作用的药物，以治湿热蕴结证。以上方药，根据辨证的结果，分别主次和轻重，选择应用。例如对肝郁血瘀证或血瘀壅结证，一般以柔肝为主，视其兼证，辅以健脾（一般仅选1～2味），或配合利尿、止血。如对脾虚气阻证或脾虚水聚证，一般以健脾为主，视其兼证，辅以柔肝，或配合利尿、止血。如对肝肾衰竭证，证见偏阴虚者，在育阴益肾的同时，辅以柔肝；证见阴阳两虚（或气营两损），主以温阳育阴的同时，辅以健脾。个人体会，育阴必兼顾其阳，助阳必兼顾其阴，偏执一端，均非所宜。特别是对温热蕴结证，重在清热解毒、舒胆渗湿，冀其黄疸、腹水迅速消退，防止恶化，固为重要。但是，还必须看到肝硬化病变标实本虚的特点，用药方面，在清热的同时，要兼顾其本，更不宜过分寒凉，戕伤胃气。

腹水是肝硬化病程中重要症征之一。对腹水的治疗，依据《内经》“小大不利治其标”的治则，考虑利尿导泻，是急则治标的常用方法。中药的利尿药，品种较多，临床实践，以泽泻、鲜荔枝草、地蛄蝼、陈葫芦等为较好。此外，也选用土狗、将军干等昆虫类药物，但见效较慢，作用亦不恒定。所以，目前在临床上大部是与西药利尿剂配合应用，这是很自然的。但在上面所介绍的例4、例6均在用西药利尿剂疗效不显时，根据辨证论治原则加用中药，从而提高了疗效，这可能与中药具有健脾、柔肝或益肾的作用，配合起来达到标本兼顾有关。实践证明，中西医结合对提高治疗效果，具有一定意义。

4. 存在问题与展望

个人对肝硬化的辨证和治疗，虽有一些经验和教训，但其疗效还不够满意。特别是顽固性腹水伴肝肾衰竭的病例，效果更差。对于这些肝肾衰竭证的病例，曾采用过健脾分消、益肾温阳、导泻逐水等方法，并配合多种西药利尿剂治疗，但尿量越来越少，腹胀越来越急，结果无效。对此，希望同志们有以教之。此外，对如何防治在病程中反复发生消化道出血以及腹腔感染的问题，亦有待于今后作进一步的努力。为了寻找有效和高效的方法，广泛搜集民间单方验方的工作，需要继续积极开展。对治疗药物的剂型、给药途径的改进等问题，也都要加强研究，借能提高疗效，更好地为人民服务。

治疗急性热病的经验

治疗急性热病急症的经验介绍

中医对急性热病急症的处理有许多宝贵的经验，但近年来由于多方面的原因，却在一般人的头脑中将中医看做为“调理”医生，就连我们有些中医工作者也变得畏首畏尾，遇到急症就推，致使许多中医传统的灵方妙药，未能充分发挥作用。若长此以往，这些宝贵的东西，就有丢失的危险。再说，我们今天研究这个问题，愈益迫切需要。西药抗生素越来越多地表现出它的弊病，如耐药菌株的不断出现、过敏逐渐增多，若干病人身上菌群失调、二重感染等等。因此，有的人对急性热病开始重视了对中医中药的研究。本文所介绍的是自己几十年来处理热病急症的一些点滴体会。

热性病的急症，包括的内容很多，这里主要谈：呕吐、抽搐、厥逆、呼吸衰竭、昏迷、出血等6种证候的常用治疗方法，但这些证候之间有其内在联系，既可能单独发生，亦可能同时发生，临床之时，处方用药的加减变化，当全面考虑，从整体出发，才不致偾事。

（一）呕吐不止的治疗

先谈玉枢丹（方出《片玉新书》：以山慈菇、五倍子、红芽大戟、千金子、麝香，研末，糯米和杵为锭，又名紫金锭），功能辟秽化浊，清热解毒，善治热毒内陷，秽浊犯胃所致的频繁剧烈的呕吐，以及兼高热、抽风、神昏等证。本方是夏秋季节治温疫时邪的常用方，内服可用于流行性脑膜炎及恶性疟疾的呕吐，急性胃肠炎、急性胆囊炎的呕吐不止亦适用本方。用量：每次1克～1.5克，每日2～3次，开水送服。若加大剂量至3克～6克，分2次服，还可治食物中毒的呕吐。

再谈苏叶黄连汤（薛生白《湿热病篇》，原方用苏叶二至三分，川连三至四分，根据我临床使用，川连用量可加至2克左右，这样清胃降火的效果更好。此方对温热病肺胃不和，“呕恶不止，昼夜不瘥”者用之显效。有些急性热病，呕吐不能进药，还可先用此二味煎汤，慢慢呷之，呕吐可止。《素问》说：“诸逆冲上，皆属于火。”方中黄连清湿热，苦以降上冲之火，佐以苏叶，甘辛芳香，通降顺气，配伍甚精，实为治热性病呕吐的另一法门，与生姜、吴萸祛寒止呕大相径庭。

（二）抽搐的治疗

急性热病症除肢体抽搐外，甚至可有牙关紧急，颈项强直，角弓反张等表现。多由热邪亢盛，引动肝风，风火相煽所致。有时可与厥证并见，称为“痉厥”。治用凉肝息风之羚羊钩藤汤（《通俗伤寒论》方：羚羊角先煎钱半，霜桑叶二钱，钩藤三钱，川贝四钱，鲜生地、鲜竹茹各五钱，菊花、茯神各三钱，白芍三钱，甘草八分），我常加石决明或珍珠母以增强平肝息风之效。另“止痉散”（经验方：全蝎、蜈蚣）也是镇痉息风常用方，用量一般每次1.5克左右，每日1～2次。此散粉末调服，入煎则无效。但小儿抽搐动风者，吞服也很困难，因此，剂型改革问题，急需研究解决。

小儿痰热急惊，如小儿肺炎等病，痰热内壅，身热，呼吸气粗，四肢抽搐。此证抱龙丸有效（《小儿药证直诀》方，天竺黄、雄黄、辰砂、麝香、陈胆星），琥珀抱龙丸亦可用（《活幼心书》方：即抱龙丸加琥珀、人参、甘草、枳壳、枳实、茯苓、山药、金箔、檀香，去麝香），此方兼理脾胃，适用于体虚之痰热急惊。牛黄抱龙丸清热解毒之力较前者为优（《明医杂著》方：即抱龙丸加牛黄），故用于痰热急惊重症，痰迷心窍，抽搐谵狂，风、火、痰相关，容易引起呼吸衰竭等症。倘遇痰热壅甚，遇可下之症，当急配合通里攻下，釜底抽薪。

（三）厥的治疗

厥者，手足逆冷是也。阴阳极造其偏，皆能致厥。所以厥证的寒热虚实，辨证要明确。热厥是通身发热，手足厥冷，或腹部坚实拒按，昏迷，抽搐，脉象沉滑有力，舌焦黄起刺……。由阳盛于内，逼阴于外，故而热深厥深。对热厥的治疗，仲景早有“厥应下之”的名训，分别情况用诸承气苦寒下夺，阳明气分则用白虎之辛凉清热，方中如加入少量桂枝，以制石膏之寒凉，又能起通阳之作用，对热厥尤为适应。

个人临床体会：热厥腹部拒按，中焦燥实明显的，可用大承气攻夺；液涸者用增液承气汤（《温病条辨》方：大黄、元参、麦冬、生地、芒硝），腑气一通，往往可使热退厥回。

虚寒厥逆，在热病过程中也有发现，多以热厥转化，多见于正气衰亡的时刻，证见脉微或促，肢冷面白息微，血压下降等休克或休克前期症状。此时当投以四逆汤、参附汤或生脉散加附片，莫谓热病而将良药不用。

痰热致厥，以小儿多见，我临证喜用玉枢丹，效果较快。另外，我向大家介绍一种民间的“打灯芯火”法，治小儿急惊。此法古籍已有记载，如陈飞霞《幼幼集成》就载有“灯火蘸法”。一般医家往往不予重视，民间一直流传使用，见效很快。方法是用灯草蘸上菜油，点燃，以明火对准穴位（穴位如印堂、人中、颊车、角孙、神阙……），点下去即有“拍”的一声，迅速收回，可有厥回、神苏之效。此外，散在民间尚有许多好方法，我们应广泛收集，不要轻视。

（四）呼吸衰竭的治疗

呼吸衰竭是最危重的症状，就以乙型脑炎来说，往往与循环衰竭同时出现，多因邪热弥漫，气营俱损，肺气悬绝，阴阳离决所致。我认为对呼吸衰竭的出现要及早防范，也就是在出现这种危险证象之前要提高警惕，此证用六神丸有一定效果

(雷氏方，见《全国中成药处方集》：麝香、牛黄、冰片、珍珠、蟾酥、雄黄、百草霜)。每次10粒，每1小时1次，最大量日服50～60粒。如为小儿肺炎心衰者，用六神丸，先定总量，按成人量60粒/日推算。六神丸中的牛黄有镇静、抗惊厥及强心作用，蟾酥能强心升压，冰片能兴奋中枢，麝香也有兴奋中枢神经、强心利尿、促进腺体分泌作用。另一方面，必须看到在这种情况下由于呼吸道炎症病变，痰涎壅盛，气机窒塞导致缺氧，形成恶性循环，促使呼吸衰竭加重，所以同时配以竹沥10毫升，加姜汁二、三滴，菖蒲3～5克，有豁痰宣闭之效。在这危重时刻，中西医结合治疗是相当重要的。

老年人肺炎呼吸衰竭，如见气喘痰多，汗出肢厥，脉微等症状，乃真阳暴脱，上盛下虚。可用《局方》黑锡丹（金铃子、胡芦巴、木香、附子、肉豆蔻、破故纸、沉香、茴香、阳起石、肉桂、黑锡、硫黄)，配以生脉散治疗。黑锡丹可以温补下元，镇纳浮阳。因其证情危急，阴阳俱脱，故再配以生脉散，以固将脱之真元。还有一种医门黑锡丹，仅硫黄、黑锡二味组成，不及局方之妥善，急救当以《局方》所载为佳。

(五) 昏迷的治疗

热陷心包昏迷的证候特点是神志不清，温邪侵犯心神，常兼见高热、肢厥、舌绛等证，是证为笃，若不及时救治，则可内闭外脱，而见厥逆大汗、二便失禁等证。治用安宫牛黄丸、紫雪丹、至宝丹等，芳香开窍，清营凉血。牛黄、紫雪、至宝，概称热病“三宝”，是中医治疗急性热病“邪陷心包”的重要药物。(编者注：有关三者详细的鉴别应用方法，下面有专文谈及，这里从略。)

如果昏谵而表现为热毒甚重，疹瘖发斑，舌色紫绛，口糜咽痛等证者，可兼用神犀丹（叶天士方：犀角、石菖蒲、黄芩、鲜生地、银花、金汁、连翘、板蓝根、香豉、元参、花粉、紫草)。本方清心开窍，重点在于清营解毒。其中金汁这味药，现在没有人搞了，此药解毒之功甚伟，现在只好以人中黄代之；有的地方连人中黄也没有，据说以人中白来代替人中黄。

若昏谵时清时昧，身热不高，舌罩黄腻苔垢者，此为湿热挟痰浊蒙蔽清窍，可用菖蒲郁金汤加减（鲜石菖蒲、郁金、山栀、连翘、菊花、滑石、竹叶、丹皮、牛蒡子、竹沥、姜汁），送服至宝丹，不可过用寒凉，以防凉遏湿邪之弊。

肝昏迷患者，多兼有黄疸，辨证较易，用安宫牛黄丸较好。急性热病昏迷证型不一，当根据具体情况随证投药。

（六）出血问题

热病出血，也为临床常见。我临床以花蕊石散（《十药神书》方）为主加三七粉，或加人参，治大量呕血、吐血。如为湿温肠出血，营血热毒炽盛者，用犀角地黄汤清热解毒，凉血散血，并可配合地榆炭、侧柏炭等药。倘下血过多，气虚欲脱，则独参汤可投。此时若辅以输血、输液等支持疗法，对抢救有积极意义。

以上谈的急性热病六大急症的有关治疗体会，个人实践有限，仅供同志们参考。但弄清疾病性质，进行根本的治疗是很重要的。

最后，值得指出的是，中医中药治疗急症，虽然有许多行之有效的方药，但限于古代的条件，在剂型上还存在着不少问题，大部分药物需要通过口服，这对危重病人的抢救，带来一定的困难，从而不能更好地发挥作用。因此运用现代科学的方法，对中药传统的剂型进行改革，包括改善给药途径等，是刻不容缓的任务。

对湿温证治的临床体会

湿温是温病中的一种，是湿和热交相为患的病变。清·叶天士说："吾吴湿邪害人最广"，说明湿温在我国，特别是东南沿海一带有着不断的散发或流行。历代医家在长期的防治斗争中积累了丰富的经验，如明·吴又可的《温疫论》、清·叶天士的《外感温热篇》、薛生白的《湿热病篇》等，对湿温证治都有了阐述，到目前尚有参考价值。

（一）湿温证的主要临床表现及其传变

吴又可说："温疫初起，先憎寒而后发热，日后但热而无憎寒也。初得之二三日，其脉不浮不沉而数，昼夜发热，日晡益甚，头疼身痛。"薛生白说："湿热证，始恶寒，后但热不寒，汗出胸痞舌白，口渴不引饮。"吴氏重视热型的变化，薛氏注意湿热蒙蔽清阳所引起的胸痞舌白、渴不引饮等，两者所描述的症状相互合参，价值更大。

薛生白说："湿热病属阳明太阴经者居多，中气实则病在阳明，中气虚则病在太阴。病在二经之表者，多兼少阳三焦；病在二经之里者，每兼厥阴风木。以少阳厥阴同司相火，阳明太阴湿热内郁，郁甚则少火皆成壮火，而表里上下充斥肆逆，故是证最易耳聋、干呕、发痉、发厥。而提纲中不言及者，因以上诸证，皆湿热病兼见之变局，而非湿热病必见之正局也。"指出湿热病的病位，是在阳明和太阴二经，而且也含蓄它的病变性质，是热与湿的交相为患。并还指出湿热证的演变，也可引起痉厥等的肝风煽动，邪入心包诸症。这与叶天士所说的"在阳旺之躯，胃湿恒多，在阴盛之体，脾湿亦不少，然其化热则一"，有其一致的意义。由此可见，湿温证不管偏湿偏热，然其均可热化，浊邪充斥表里上下，导致伤津灼液，发痉发厥。正如吴又可所说："从外解则顺，从内陷则逆。"

（二）湿温的辨证和治疗

对湿温的辨证，各家有各家的观点，如吴又可倡有表里前后不同的"九传"。吴氏所谓"九传"，实际是指有九种类型，且明确指出"众人均有不同"，不是每人都有"九传"。薛生白则以经络表里三焦而分证。吴鞠通亦分三焦而论治。个人体会，对湿温的辨证与其它温病一样，叶天士的卫气营血辨证法则最为可法，它能执简驭繁，且其所指病变的指征，亦较明确，按图索骥，确有好处。

湿温的发病有其特点，一般认为湿温之邪，是由中道而外达。所以其病初起即有胸痞、口渴不引饮等症状，与风温或秋燥初起，有上呼吸道感染的症征，显有区别。

值得提出的，对湿温辨证，我认为主要是对气分的热重于湿，或湿重于热的辨别，这关系着疗效和预后。由于热重于湿的易成阳明里结，伤津劫液，成痉成厥，变证蜂起；而湿重于热，病情进展虽稍缓慢，而浊邪入羁，脾运受阻，亦可导致胀满泄利、黄疸、便血等症。当然还有一种湿热并重之证，如吴又可《温疫论》所谓一日三变的“急证急攻”。叶天士所谓“逆传心包”之证也是常见的。所有这些都要根据“四诊”，尽可能参考现代医学的各项相应的检查和化验，详细观察，作出较正确的辨证，是很必要。

对湿温的治疗，易与治湿法则相混。治湿不外于以厚朴、苍术、干姜等之燥湿；以藿香、半夏、佩兰等之化湿；以茯苓、泽泻、滑石等之渗湿。此外也有以羌活、独活、防风等之驱风以燥湿；以黄芩、黄连等苦寒以化湿，而其功能和作用显有差异。如厚朴、苍术、干姜为辛温性，具健脾燥湿；藿香、佩兰、半夏等为芳香性，具化浊醒胃；茯苓、泽泻、滑石等为淡渗，具通调决渎以渗湿，宜于清三焦之湿热。但是从三仁汤、藿朴夏苓汤等的方剂来看，往往是燥湿或渗湿之药复合组成，然各有其侧重。

湿温证不仅要治其湿，而且还有“热”的问题，不容忽视。所以在燥湿、化湿、渗湿外，尚要清热，也是一个重要方面。两者相互配合，才能达其治疗的目的。但是孰轻孰重，要根据病情而决定。如果热重于湿，专投燥湿则易招致伤津灼液；如果系湿重于热，过分寒凉，则使邪湿裹滞，或戕伤阳气。凡此，临床上均需加以注意。

治疗湿温证的清热药，大致有黄芩、黄连、黄柏、山栀、银花、连翘、蒲公英等等。个人体会，假使是湿重于热证，在用燥湿化湿的同时，选用黄芩、黄连之类的苦寒药较为适宜；如系热重于湿，特别是有热化伤津劫液的营分证者，选用银花、连翘之类为较宜，但也有两类配合的应用。其成阳明里结之证者，宜用攻下，亦是排毒驱邪之法，不可忽视。

我还发现，如厚朴、苍术之类虽说是燥湿药，但可能也有抗菌或抑菌的作用。过去经治一些伤寒或副伤寒病例，囿于燥湿易伤阴，只采用一些清解宣化之药，而不敢用厚朴、苍术等之辛燥，使身热稽留不解，舌苔腻厚不化。嗣后，加用了厚朴、苍术，使身热迅速消退，苔亦较薄。个人虽未将此药物作抑菌（可能已有人作过）试验，但有这样发现，值得提出，有待作一些实验研究，予以证实。

总之，湿温证的治疗，使其能在气分阶段得以扭转或截断是很重要。若待其发展为营血分证，则病情就较严重。从较多病例观察，确有这样情况。所以说，处理好气分证是关键所在。至其发展为营血分证，则养阴清热、凉血清营，或开窍宣闭诸法，亦可随病情演变，选择应用。

（三）湿温证与辨病的关系

湿温如以现代医学“病”的概念来衡量，它毕竟还是多种急性传染病发生和发展过程中的一种证。例如薛生白《湿热病篇》第四条：“湿热证，三四日即口噤，四肢牵引拘急，甚则角弓反张，此湿热侵入经络脉隧中，宜鲜地龙、秦艽、威灵仙、滑石、苍耳子、丝瓜藤、海风藤、酒炒黄连等味。”又第八条：“湿热证，寒热如疟，湿热阻遏膜原，宜柴胡、厚朴、槟榔、草果、藿香、苍术、半夏、干菖蒲、六一散等味。”以中医角度当然是属于湿温证的范畴，如以现代医学观点，恐不只是一种病。例如第四条的症状，可能是破伤风，也可能在中毒型流感病程中出现的症状，特别是第八条，恐就是由于疟原虫感染所致的疟疾，也可能是钩端螺旋体病，或回归热之类的疾病。总之湿温证不只是一种病，似可肯定。所以认为湿温就是现代医学的伤寒（包括副伤寒），这样认识是有一定的局限性。但是也不否认，现代医学的伤寒，在其病程中，部分临床表现近似湿温，并且以湿温的治法，取得一定疗效也是事实。因此，我认为要做到正确诊断，寻找原因也是应该的。

我在临床上处理温病，一贯主张以六经为基础，卫气营血以定型，表里三焦以定位，辨偏热偏湿以定性，以邪正胜负分主次，结合各个病的特点而施治。本着学术争鸣的精神，兹将湿温证如何与辨病结合问题，略抒管见。

1. 伤寒（包括副伤寒）

伤寒（包括副伤寒）的气分证，大都在第一或第二病周出现。但也有自始至终表现为气分证，然亦有部分暴发型病例，一开始很快的出现营分证，即叶天士所谓“逆传心包”证。这要视患者抗病力的强弱。细菌毒性的轻重、甚至与发病的季节、有否合并病等而决定。

至于湿温的气分证，在伤寒或副伤寒来说，它的热型可先由似阶梯型，而后转变为弛张型，近似日晡所潮热，一般是晨低暮高。据观察，湿重于热证，体温多稽留在中等度，即俗称“温汤热”。伴见纳差，胸痞腹满，渴不引饮，大便多溏，舌苔白腻或黄腻，尖红，脉象濡数。治宜燥湿化浊，佐以清热。药用：厚朴、藿香、豆卷、山栀、黄芩、茵陈、滑石、竹叶、枳壳、甘草。呕者加半夏；大便溏泻者加葛根、蚕砂或黄芩；大便秘结者加制军。热重于湿证，身热，口渴喜饮，但不多饮，胸闷，烦躁，大便秘结，舌苔黄浊而干，尖质红，脉象滑数，治宜清热通腑。药用：黄连、大黄、厚朴、枳壳、茵陈、黑山栀、芦根、甘草。有伤津劫津之象者，加鲜生地、麦冬或石斛；入夜有谵语者，加竹叶芯、连翘或菖蒲、远志。这种病例较多是在第二病周至第三病周间出现，及时荡涤邪热，既可急下以救阴，又可防止肠部出血。当于此时下功夫，可收到事半功倍之效。

伤寒（包括副伤寒）热化伤津耗液的营血证，是病情趋向严重的表现（大部分在第三周后出现）。其热型多为弛张型，舌苔黄浊少津，质红绛，尖呈三角形，烦躁谵妄也可伴随出现，此皆由于毒血症严重所致。与此同时，由于肠系膜局部炎症关系而并发肠出血，如肠鸣鼓气，腹中热感，特别是右下腹触之有明显的过敏感，可能是肠出血的预兆，要提高警惕。对此治疗，一般以清热解毒配合生津养液法。药用：生地、元参、麦冬、黄连、银花、石斛、丹皮、金汁等，随证加减。防止寒凉过度，亦须注意。

对并发肠出血的辨证和治疗，一种是在肠出血的同时，体温降低，血压亦随之而下降，精神倦怠而神识清楚，舌绛少津，苔不秽浊，脉象细数（不超过120次/分），这有血脱正虚之象。治疗方面，在止血凉血的前提下，必兼益气敛阴，常以复脉汤加减。药用：洋参、麦冬、生地、阿胶珠、丹皮、赤芍、地榆炭、仙鹤草、陈皮等。证见四肢厥冷、脉缓弱者，加小量肉桂或龙牡以救脱。

另一种类型是血色紫黑恶臭，体温、血压并不因出血而明显下降，腹中热感，躁烦谵妄，舌苔黄糙，质干绛，脉形弦数或滑数。这是邪热鸱张，迫血妄行。对此治疗当用大剂凉血止血，配合解毒，宜犀角地黄汤合清营汤加减；神昏者用神犀丹。若并有剧烈腹痛，往往因肠穿孔而引起腹膜炎，预后相当恶劣。

2. 流行性感冒

流行性感冒一般是依照风温的方法而治疗，多适用于上呼吸道感染的类型。但是也有恶寒发热，头痛身疼，甚至肌肉挛急，运动不利的风湿型流感。此外，还有一种类型，是突发寒热、胸痞、嗯心呕吐，或大便溏泄的胃肠型流感。这两种类型均可在湿温证的范畴来探索它的辨证和治疗。如薛生白《湿热病篇》说："湿热证，恶寒无汗，身重头痛，湿在表分，宜藿香、香薷、羌活、苍术皮、薄荷、牛蒡子等味，头不痛者去羌活。"又第三条说："湿热证，恶寒发热，身重关节疼痛，湿在肌肉，不为汗解，宜滑石、大豆黄卷、茯苓皮、苍术皮、藿香叶、鲜荷叶、白通草、桔梗等味，不恶寒者，去苍术皮。"这里薛氏所说的"湿在表分"、"湿在肌肉"，是导源于《金匮要略》的湿病，确近似"风湿型"流感一类的病变。证之临床实践，用这种理法治疗，是能获得疗效。例如本所木工家属张某，37 岁，女性，于 1978 年 4 月突发寒热，无汗头痛身疼，第二天起发现右下肢挛急，牵引作痛，不能行动，舌苔白腻，脉象浮数。经检：白细胞 6300，分类中性 74%，淋巴 25%，嗜酸 1%。认为是湿热伤于经隧，系一种"风湿型"流感。经投麻杏苡甘汤加茯苓、忍冬藤等，仅服 3 剂，病即痊愈。

至于"胃肠型"流感，一般采用芳香化浊法，药用：藿香叶、苡仁、半夏、茯苓、佩兰、豆卷、黑山栀等治疗，常可获效。对发于五、六月间霉雨季节的"胃肠型"流感，中等度发热，肢体倦怠，胸腹痞闷，舌苔白腻或微黄而腻，脉濡细，即雷少逸《时病论》所谓"霉湿"之证，仿达原饮意加减。药用：厚朴、槟榔、藿香、黄芩、知母等随证加减，不三、四日即可使热解病却。

除上述二种疾病外，其他如疟疾、钩端螺旋体病、急性血吸虫病，甚至如风湿热等，在其病程中表现为湿温证的，根据病情，亦有部分病例，可以采用治疗湿温的方法，屡有所效。

总之，个人体会，首先要认识温病学说是在《伤寒论》的基础上而发展起来，这样认识，不至于把两者分割开了，是有好处。同时，对那些什么伤寒传足不传手，温病传手不传足，伤寒是外感，温病是伏邪，尤其是什么是温病，什么是瘟疫，等等，这些多年纠缠不清的问题，可以澄清。

再一问题，就是急性传染病的病原体各有其特性，各种传染病又各有其特征。人们的认识从特殊到普遍是自然的规律，因此对传染病的预防和治疗，对各种传染病的病原体的特性，疾病的特征，以及传染原等，都要清楚。特别是为了提高疗效，我们须大力寻找对病原疗效高、副作用少的药物，与对症治疗的方药相互配合应用，即可抑制或杀灭病原体，又可促进机体的机能恢复。这方面的工作，尚有待于我们的努力。

对流行性乙型脑炎辨证和治疗的临床体会

流行性乙型脑炎（以下简称“乙脑”）是由蚊子为媒介、感染嗜神经性病毒所致的急性传染病。它的发病有严格的季节性，在国内一般是以七、八、九 3 个月发病的较多。临床上以起病急骤，有高热、痉厥、昏迷等症状为要征。在祖国医学文献中，如：叶香岩《三时伏气外感篇》所称的“暑厥”，余师愚《疫疹一得》所称的“疫病”，吴鞠通《温病条辨》所称的“暑痫”，或许都是当时近似乙脑之类疾病的证治。而且这些文献，今天对我们治疗乙脑，尚有参考价值。

现代医学根据乙脑的病程，分为初热期、极期、恢复期及后遗症。又依其病情轻重及神经系统症状的程度，而分为轻型、普通型、重型及极重型（也有称为暴发型），旨在观察疗效，判断预后。它与中医的辨证分型，稍有异趣。中医的辨证分型，其目的除观察疗效，判断预后外，更重要的是将病程中各个阶段的突出症征概括起来，辨别在卫、在气、在营、在血，为临床遣方用药，提供依据。

个人对乙脑的辨证分型，主要是运用温热家的卫气营血辨证的法则，从实际出发，分为卫分证、气分证及气营两燔证。

由于在乙脑临床实践中见到出血和动血之症较少，故不列血分证，这或许与我接触病例不多有关。

卫分证以发热（体温约39℃左右）、头痛、微畏寒、神志清（或轻度嗜睡）、口干、舌苔薄白、脉数等为要征，接近于初热期或轻型。

气分证以发热（体温达39℃～40℃）、头痛、项稍强、口渴、烦躁、抽搐、昏睡或昏迷等为要征。但由于各地区每年气候有涝旱之不同，患者生活条件与体质有差异，气分证虽见口渴引饮，烦热汗多，苔黄燥、边尖质红，脉象洪数或滑数的偏热证为居多，然也有口渴不喜饮，身热无汗，舌苔白腻，质淡，脉象濡数的挟湿证。所以，我认为气分证要进一步辨别偏热和挟湿，是一个关键性问题，辨别不清，也会影响到疗效。

气营两燔证相近于重型或极重型，以高热（体温可达40℃以上）、神志昏迷、四肢抽搐、舌苔黄燥、质红绛、脉数为要征。所以又将它相对地分肝风煽动型、热蒙心包型及内闭外脱型。肝风煽动型主要以项颈强直抵抗、肢体抽搐、甚或龂齿呃逆、脉象弦数、幼儿指纹青紫等症为指征。热蒙心包型主要以深度昏迷、瞳孔对光反射迟钝或消失、腹壁及提睾反射消失、肢冷、甚则舌短囊缩等症为指征。内闭外脱型主要以在高热昏迷的情况下，出现呼吸喘促不匀、喉中痰鸣如锯、额上汗出如珠、瞳孔散大、或不对称、口唇爪甲青紫、肢冷脉伏等症为指征。这三型在病变极期阶段，可相互出现，其中尤以内闭外脱型为最危重。个人体会，临床上严格辨别这三型的主次，对制订治疗计划，抉择缓急轻重，有所帮助。

基于上述的辨证分型，常选用清热、镇痉、开窍、豁痰、养阴、益气等法，随证施治，以冀降低高热，控制抽搐，苏醒昏迷，尤其是防止肺气闭塞，呼吸衰竭，这是治疗本病的关键所在。

清热是贯穿在初热期和极期的重要疗法。常选用银花、大青叶、连翘为基本方（以下简称基本方）。根据辨证，对卫分证，以基本方加菊花、薄荷之辛凉透表；兼湿加芦根、滑石之淡渗，这就是"透风于热外，或渗湿于热下"的治则的具体应用。气分证有偏热和挟湿两大类。偏热证，则主以基本方合白虎汤。其加减法：有嗜睡，肢厥者，酌加菖蒲、郁金；兼有伤津耗液者，加鲜生地、麦冬；兼有大便不通，苔黄燥芒刺者，凉膈、承气在所必施。由于气分偏热证，变化迅速，见现神志朦胧，可立投紫雪丹（用量为 3 克分 2 次服），继服汤药，借以遏止病变之恶化，甚为重要。对气分挟湿证，常以基本方合三物香薷饮，或以基本方加藿香、菖蒲、滑石、芦根等，以防湿热郁蒸，导致蒙蔽清窍之患。此类疗法，过去北京等地均有同样的经验报导。由此可见，中医的辨证论治，确有意义。气营两燔证的特点是：热邪鸱张，内陷心包，营液耗伤。这一阶段，清热解毒固为重要，而养阴凉血，尤为急务。故常以基本方配合玉女煎加减，兼用紫雪丹或安宫牛黄丸之清热开窍。如兼有浊痰凝滞，肺气不宣之象者，其治法则以宣闭豁痰为主，清热息风为辅。例如 1977 年夏季，在浙一医院治疗一例发病已 8 日的乙脑患者儿，发热达 40.5℃，深度昏迷，呼吸粗促，肢冷，瞳孔对光反射迟钝，唇白舌淡，脉象细数，指纹色灰。中医辨证，属暑热郁蒸，蒙蔽清窍，浊痰和凝，肺气失宣。拟清热涤痰，宣闭开窍法以进。方用大青叶 30 克，银花 24 克，连翘 12 克，菖蒲 6 克，郁金 6 克，川贝母 6 克，鲜竹沥 20 毫升，紫雪丹 1.5 克，六神丸 18 粒。服 2 剂，体温恢复正常，呼吸平顺。乃于原方减去紫雪丹，加沙参、麦冬，再进 2 剂，神志转清。本例虽有高热、昏迷，而呼吸粗促，唇白舌淡，指纹色晦，显属暑热耗气为主的气营两燔证（诊时未见明显的耗液劫津之象，这与前几日曾服玉女煎数剂及大量输液可能有关）。故不再用石膏、知母之寒凉以败胃，也不用生地、玄参之滋黏以助痰，而重用大青、银花之解毒，配以菖蒲、郁金、六神丸之宣闭，竹沥、川贝之涤痰，紫雪之开窍。二诊体温恢复正常，则于原方减去紫雪，加沙参、麦冬之益气生津。经服2剂，神志转清。个人体会，治疗乙脑，清热在于解毒，开窍在于宣闭，或许也是防止内闭外脱的有效途径，值得探讨。对气营两燔证，辨其热邪偏重于伤气，抑或偏重于伤营，分别主次，找主要矛盾的主要方面，俾选方用药能掌握重点，有的放矢，这从本例证治，亦可见其一端。

镇痉，是用以控制抽搐，为防止病变趋向恶化的措施之一。中医镇痉药，品类繁多。在治疗乙脑急性期所常用的，有蜈蚣、全蝎、僵蚕、天麻、钩藤、地龙、羚羊等。由于乙脑的抽搐瘈疭，大都是在高热的情况下而出现，与中医所说的"热极生风"颇相符合，所以对镇痉息风药的应用，必须与清热药配合，才能达其治疗的目的。吴鞠通《温病条辨》说："痉因于暑，只治致痉之因，而痉自止，不必沾沾但于痉中求之"。吴氏见解，确有启发。在临床上，对乙脑高热嗜睡的患者，见有抽搐出现，在用水合氯醛溶液之类的西药以灌肠的同时，一面投以羚羊（或代以羊角）、钩藤、地龙、生石膏、大青叶、银花等清热镇痉剂。其加减法：对有项颈抵抗者，加葛根、瓜蒌根；喉中有痰鸣音者，加天竺黄，或竹沥；大便秘结者，加元明粉、大黄，或凉膈散；舌质红绛者，加生地、丹皮。一般经过治疗，抽搐可以控制，病情稳定。通过临床实践，体会采用西药以救急，加用中药以治本，始能收到较好的效果，充分体现了中西医结合的优越性。但是，在恢复期尚有抽搐瘈疭之症，则以育阴为主，其与急性期的方法，又有差异。

开窍，是苏醒昏迷所不可缺少的方法。乙脑的昏迷，中医辨证，一般是属于热邪陷入心包的热闭症为较多。常采用紫雪丹、安宫牛黄丸、至宝丹、神犀丹等成药，随证选用。这几种成药的组成，主要是含有麝香、冰片或菖蒲、郁金的开窍；辰砂或琥珀的安神；犀角、羚羊或西黄的清营解毒。但由于各方配伍药不同，因而，它的适应证也各有差异。个人体会，对乙脑呈现高热烦躁，昏迷抽搐，首选紫雪丹的开窍镇痉，清热导下；如昏迷伴有痰涎凝滞者，选用安宫牛黄丸的开窍豁痰，清热泻火；对发热虽有减轻，而昏迷时间较长，并经用紫雪或安宫无效者，可考虑用至宝丹的开窍醒脑，解毒宁神。神犀丹主要是用于热毒炽盛，营血耗伤为主的气营两燔证，现神识昏蒙，兼口糜咽腐，夹带紫斑等症，用之以助基本方解毒清热作用之不足。上面已经提及，对乙脑的开窍，是在于宣闭，常用鲜菖蒲、郁金以宣闭，对一般嗜睡或昏迷者，也获较好疗效，且药源丰富，价格便宜，值得推广。

呼吸衰竭是乙脑病变最感危重的现象，且往往与循环衰竭同时出现。它的临床表现，在上面辨证分型中所称的内闭外脱型即属之，是为邪热弥漫，气营俱损，肺气悬绝，阴阳决脱所致。我认为对呼吸衰竭的治疗，要图之于预。也就是说，在未出现这种危象前，就要提高警惕，积极治疗。因此，与前此阶段的治疗，是否有效，关系甚大。临床上还发现乙脑患者，在治疗过程中，发热、昏迷、抽搐不能控制，与此同时，且见肢厥，身无汗出（除外冬眠疗法），大便不通，小便量少，而又有呼吸不规则，脉象增速到 120 次/分以上，则内闭外脱之机已伏。但是，个人观察到部分以紫雪丹为常规治疗的病例，一般身为微汗，大便通畅，小便量多（所谓“三通”），其导致呼吸衰竭的例子，明显减少，并能使病程有所缩短，恢复也较迅速。这与紫雪丹所含的元明粉、马牙硝之降下通便，滑石之利尿，使能抑制或减轻脑水肿的形成可能有关，值得作进一步的研究。至于对已见呼吸衰竭的内闭外脱证，仍主以具有消肿解毒的六神丸之宣闭，辅以生脉散之益气敛阴，或可挽救于垂危。但对呼吸衰竭的发生和发展，另一方面，必须看到呼吸道的炎症病变，由于痰涎壅盛，气机窒塞，导致缺氧，形成恶性循环，促使呼吸中枢的衰竭，也是常见的。对此酌加消炎豁痰之药，如鱼腥草、竹沥、胆星或猴枣散之类，似有好处。不过，在这种病变危重时刻，配合西医疗法，如洛贝林、野靛碱、尼可刹米、阿托品等及脱水剂，给氧吸痰，人工呼吸，均很必要。

恢复期是邪气渐衰，正气未复的阶段。部分病例，可仍有体温波动，神志迟钝，常用竹叶石膏汤加减以清余热。若午后发热，舌质红绛，青蒿鳖甲饮亦可选用。对神志迟钝，或哭笑不常者，常用百合地黄汤合甘麦大枣汤，疗效较为满意。痴呆不语者常以吴又可三甲散加减；肢体瘫痪者，常用虎潜丸增损。

对后遗症的治疗，如失语，要考虑肺气受损；痴呆，要顾到心神之不足；瘫痪，要注意肝肾之虚亏。但是，久病之后，活血化瘀，通筋舒络，仍是基本的治则。并且我认为后遗症除药物疗法外，尚须采取针灸疗法，配合功能锻炼，始能收到事半功倍之效。

通过临床实践，对乙脑病变的规律，虽有了一些认识，疗效也有所提高。但是，在流行初期病死率尚高；成年患者的精神失常后遗症的疗效，尚不满意。特别是中药剂型、给药途径等等，还存在不少问题，有待继续研究和改进。

紫雪丹、至宝丹、安宫牛黄丸三方临床应用的体会

中医临床上常用紫雪、至宝、安宫三方用以治疗多种疾病，特别是急性热病过程所引起的痉厥、狂躁、昏迷等热入心包，肝风煽动的危证，为急救的重要方剂。但是，这三方的作用和适应证，虽有其共性，而又有其特性，值得研究。

（一）方剂

1. 紫雪丹（散）《和剂局方》

组成药物：犀角 15 克，羚羊 15 克，麝香 9 克，生石膏

144克，寒水石144克，生滑石144克，灵磁石144克，沉香15克，丁香3克，青木香15克，升麻48克，元参48克，元明粉96克，马牙硝96克，炙甘草24克，朱砂9克。

剂型：现改为粉剂，每管装1.5克重。

用量：每次服1～3克，开水送服，或以开水化鼻饲，日服2～4次。

功效：清热解毒，镇痉开窍。

适应证：暑温温热，时疫瘟症，烦热不解，狂越躁乱，神昏谵语，抽搐痉厥，便秘尿赤，以及斑疹不透等症。

附注：本文三方各药分量，系照浙江省卫生厅1960年所主编的《浙江中药制剂经验集成》的用量，可能与其他地区的分量有所不同，特此注明。

方义：本方中石膏、寒水石、滑石甘寒清热；犀角、元参、升麻凉血解毒；羚羊、磁石平肝息风；木香、沉香、丁香调气畅中；朴硝、牙硝软坚通便；麝香开窍；朱砂安神。综观其作用，是以清气营之热，并导之而下行，以抑制炎上之火，为全方之要键。盖毒解而热清，火降而风熄，此为因高热而引起痉厥昏迷之基本治则。但热毒上炎，心包被扰，开窍安神，亦为当务之急。且本方之妙，尤有滑石的通调水道，朴硝的软坚导结，其与现代医学之脱水疗法，似出一辙，值得重视。

2. 至宝丹《和剂局方》

组成药物：犀角30克，辰砂30克，腰黄30克，玳瑁30克，琥珀30克，麝香3克，冰片3克，西黄15克，金银箔45克。

附注：上海中医学院编的《中医方剂手册》方中尚有人参30克，制南星15克，天竹黄30克，在浙江省称为“人参牛黄至宝丹”，附之以供参考。

剂型：各取净粉研匀，用金银箔化烊为丸，每重2克，蜡壳固封。

服法：每服1颗，重则日服2颗，研末送下，或鼻饲。

功效：开窍通闭，化痰镇痉。

适应证：伤寒温病，热入心包，神昏痉厥；中风中恶，口噤不语，四肢厥冷。

方义：本方重在冰、麝开窍；瑁、珀、朱砂安神镇痉；少佐犀角、牛黄、雄黄凉血解毒。故通闭开窍之力较胜，而清热之功略逊，对急性热病，应配合其他清热药同用。如系卒中暴厥，喉中如有痰声漉漉者，可用人参至宝丹。

3. 安宫牛黄丸《温病条辨》

组成药物：西黄30克，朱砂30克，生山栀30克，郁金30克，梅冰7.5克，犀角30克，麝香7.5克，黄芩30克，黄连30克，珍珠粉15克，雄黄30克。

剂型：各取净粉用炼蜜150克打丸，每颗潮重2.4克，蜡壳封固。

用法：日服1～2丸，水调送下，或鼻饲。小儿减半。

功效：开窍镇痉，清热解毒。

适应证：热陷心包，神昏谵妄，痰热壅盛，甚或痉厥。

方义：本方用黄芩、黄连、山栀清热消炎；牛黄、犀角凉血清营；麝香、冰片开窍；朱砂、珍珠安神镇痉；雄黄辟秽解毒。本方清热开窍之功并重，故适于多种急性热病所引起的昏迷、痉厥之症。

附注：醒脑静，是注射剂，即由本方减味而成，肌注2～4毫升，日2～4次。

(二) 临床资料

1. 紫雪丹的临床应用

4例病毒性脑膜脑炎，入院时体温均在39.5～40℃之间，伴头痛、呕吐。3例深度昏迷，1例半昏迷。有抽搐者2例。检查中均有瞳孔不同程度的散大和对光反应迟钝，克氏征和巴氏征阳性，其中一例伴有两侧腮腺肿大炎症，舌质均红绛、苔薄而干，或白如粉末，脉象滑数。实验室检查：白细胞均增高，最多为26200/mm³，中性均在75%以上；脑脊液均透明，蛋白定量增高，潘氏试验阳性，糖与氯化物测定在正常范围；白细胞在540～600/mm³之间，曾作血、脑脊液培养，血肥达氏试验和抗“O”试验均阴性。

治疗方法：均先服紫雪丹每次1.5克，每日2次，以3天为一疗程。加服大青叶30克，银花30克，生石膏30克，菖蒲9克，郁金9克，煎服，1日1剂。配合应用鼻饲脱水剂、激素和抗菌素。

通过治疗，体温均于第2天开始下降，至5～7天恢复正常，昏迷于第3～4天清醒，4例均无后遗症。比较以往治疗方法，在临床症状和实验室检查等恢复时间上亦均有缩短。

此外，还应用以治疗了3例急性白血病之高热患者，亦有较好的退热作用。

2. 至宝丹的临床应用

病案举例：

患者杨某，男，38岁，于1971年7月6日入院。

身热达40℃，今午突陷昏迷，头汗如淋，四肢瘈疭，呼吸喘促，两目对光反射迟钝，瞳孔散大，角膜呈混浊，舌苔黄燥、质淡红，脉象细数。暑热挟秽之邪，蒙闭心包，肺失清肃，肝风煽动。急拟清暑宣肺，开窍息风。

鲜竹沥60克，石菖蒲9克，郁金6克，川贝母6克，扁豆花12克，六一散9克（包），麦冬6克，远志4.5克，鲜芦根30克，银花18克，人参至宝丹1颗。上药浓煎，分2次鼻饲。

经过：本例入院后，虽作了腰穿、血象等检查，而原因未明，除应用抗菌素、脱水剂等西药外，并进如上所拟之中药，于治疗第3天后，至宝丹改为每剂2颗，汤剂依上方加减，至治疗第6天始神识略清，身热减轻。后因肺部感染霉菌，身热又升，自动转上海治疗而无效。

附注：在同一段时间中，遇有3例肺部霉菌感染病例，均医治无效。本例亦为霉菌继发感染，故家属要求转院。

临床上对至宝丹的应用，除用于热邪内闭心包之证外，对脑溢血之闭证，伴有发热，瘈疭，或瘫痪者，亦常用之。

3. 安宫牛黄丸的临床应用

病案举例：

1）患者李某，女，50岁，农民，1972年6月29日入院。

面目遍身发黄，神识昏迷不清已两昼夜，腹胀满，肝触及，小便失禁，舌质红、苔厚腻，脉象弦。肝功能化验：黄疸指数65单位，谷丙转氨酶400单位，湿热内蕴，肝失条达，移热于心，致陷昏迷。治立清热化湿，辛凉开窍。

茵陈30克，黑山栀15克，郁金9克，菖蒲1.5克，厚朴1.5克，制军9克，枳壳9克，黄柏12克，白茅根30克，荷包草30克，安宫牛黄丸两粒，日进1帖。

经过：服上方1剂后，大便得通2次，神识略清。6月30日上方去厚朴、大黄，加茜草12克，继进2剂，神清欲食，腹胀足肿亦消。继续调理30余天，黄疸消退，肝功能基本恢复正常而出院。

2）患者潘某，女，22岁，农民。

面目遍身发黄，神昏狂乱，身热37.7℃，纳呆呕噁，大小便失禁，舌苔黄燥，脉象滑数。肝功：麝浊10单位，谷-丙转氨酶500单位，黄疸指数50单位；血象：白细胞8200/立方毫米，中性76%，淋巴23%，嗜酸1%。湿热炽盛，热蒙心包，肝胆郁结，胃失降和，拟茵陈蒿汤加减。

生绵纹9克，黄柏12克，茵陈30克，黑山栀12克，枳壳9克，过路黄30克，荷包草30克，白茅根30克，安宫牛黄丸2颗。

经过：服前方2剂后，神识转清，即去大黄、安宫牛黄丸，改用万氏牛黄清心丸，黄疸逐渐消退，调治月余而出院。

此外，对乙型脑炎神志昏迷，呼吸喘促，痰涎壅盛者，以安宫牛黄丸加入菖蒲、竹沥等，用之亦有较好的疗效。

（三）主要药物的功能与用量分析

1. 主要药物的异同

犀角、麝香三方均有之，西黄、朱砂、腰黄、冰片四药，至宝丹与安宫牛黄丸二方用之，羚羊仅紫雪丹用之，余二方未用。由此可见，开窍作用，至宝、安宫之力较胜，而平肝息风（即镇痉）之功，则以紫雪为佳。且紫雪配有四石、三香、升麻、元参和朴硝，清热、镇静、泻下作用是其所长；至宝丹有玳瑁、琥珀之安神、利尿，此为与紫雪、安宫所不同点；而安宫用栀子、芩、连、郁金清三焦之火，泻肝胆之热，为至宝、紫雪所未备。故三方虽都有开窍作用，而紫雪重在清阳明之热，安宫主以泻肝胆之火，至宝长于宁心安神，其功效各有所不同，故其适应证，亦有差异。明此，则临床应用时，可有选择，不至于盲目而乱用。

2. 主要药物用量的比例

根据三方药物每料的用量及每丸重量的比例（紫雪丹以3克为单位）而折算。

犀角用量：在紫雪丹3克中约占47毫克，至宝丹每颗中约占278毫克，安宫每颗约占171毫克。

麝香用量：在紫雪丹3克中约占27毫克，在至宝丹每颗中约占28毫克，安宫每颗约占43毫克。

牛黄用量：在至宝丹的每颗中约占139毫克，在安宫每颗中约占171毫克。

冰片用量：在至宝丹的每颗中约占28毫克，在安宫每颗中则占43毫克。

腰黄和朱砂用量：在至宝丹每颗中各占278毫克，在安宫每颗中各占重171毫克。

羚羊用量：仅在紫雪丹的每3克中含47毫克。

珠粉用量：仅在安宫牛黄丸的每颗中约占86毫克许。

此外，其他各药用量，可依此类推，其目的为提示贵重药品如：犀角、羚羊、麝香、冰片等的含量，可为临床处方、单独应用与今后剂型改进的参考。由于三方各地配料习惯不同，用量可能亦有出入，而且干湿各异，折算不很准确，难免错误，希指正。

(四) 讨论

①考古代开窍醒脑的成药，如万应锭、紫金锭、八宝红灵丹、人马平安散、白痧散、灵宝如意丹、观音救急丹、卧龙丹、痧气夺命丹、辟瘟丹、诸葛行军散、蟾酥痧气丸、苏合香丸、琥珀抱龙丸等方，大部有麝香、冰片，此外则为西黄、腰黄，由此可见，冰、麝是开窍醒脑成药中的主要药物，对昏迷、痉厥均有较好疗效，值得重视。

②凡昏迷、痉厥的患者，大部吞咽不灵，经口给药，确有一定的困难。我们设想，可选择麝香、冰片，或加牛黄，或朱砂等，主要药味制成注射剂，便于给药，以供临床应用，可能会提高疗效。这一问题，已引起有关方面的重视，如上海的“醒脑静”注射液等。但尚须进一步通过实验研究，给以改进。

③由于这几种成药所组的药物，如犀角、羚羊等，货源缺乏，药价贵昂，必须寻找疗效好、货源多、价格便宜的药物以代替，亦是当务之急。

其他内科杂病的治疗经验

消化性溃疡分型辨证和治疗之我见

消化性溃疡（又称胃、十二指肠溃疡）是影响劳动人民健康的多发病。以上腹部疼痛、嗳气、恶心为常见临床表现，祖国医学一般认为似属于“胃脘痛”的范畴。由于它的疼痛有周期性，得食多可缓解，与《巢氏病源》所称的“饥疝候”也颇近似：“阴气在内，寒气客于足阳明手少阴之络，令食竟必饥，心为之痛，故谓之饥疝。”疝，一般是指阵发性疼痛的意思。但是溃疡病可合并出血，甚或溃疡穿孔，故认为本病只是一种胃脘痛，是不够全面的。现将本病的病因病机、分型辨证和治疗，探讨如下。

（一）病因病机的探讨

对消化性溃疡的病因和病理机制，现代医学学说繁多，到目前为止，尚无定论。从祖国医学“邪之所凑，其气必虚”，“百病皆生于气”，“饮食自倍，肠胃乃伤”，“木郁之发，……胃脘当心而痛”等的文献论述，结合临床实践，认为溃疡病虽是一个局部病变，但从整体观念出发，精神紧张，情志抑郁，肝气失调，饥饱不节，以致血泣脉急，胃络损伤，是形成溃疡病的主要因素。《灵枢经·本脏篇》说：“五脏者，固有小大、高下、坚脆、端正、偏倾者；六腑亦有小大、长短、厚薄、结直、缓急，……各不同。”据此推断，溃疡病的发生，与各人素质不无关系。

盖胃主受纳，脾司运化，肝主疏泄。三者之间有着相互协调，相互制约的关系。特别是肝气条达舒畅与否，对脾胃机能活动，影响更大。也就是说，肝气失调，能使脾胃的功能活动、血液循环及输津布液等的作用都受到影响。而且肝气的失调（即肝气过度兴奋和抑制）与精神紧张有着密切的关系。所以引起“肝气犯胃”的病变，问题在于肝气的失调。

中医认为“肾为先天之本，脾为后天之源。”意思是说脾胃的消磨水谷，依赖肾阳的温煦才能健运；而肾阳的能量，又需脾胃输布的水谷精微来营养。两者之间的新陈代谢相互为用，以维持生命的活动。如果肾阴不足，或肾阳虚衰，均可影响脾胃的运化；反之，脾胃运化不良，亦可导致肾精的不足。溃疡病过程中出现脾阳虚衰，或脾肾两虚证，可能就是由于这种关系而引起。

此外《灵枢经·百病始生》早就指出：“肠胃之络伤，则血溢于肠外”。病久入络，由于卒然多饮食，起居不节，或用力过度，以致胃络破损，引起消化道出血，或溃疡穿孔，这是病变趋向严重的表现。

（二）分型和辨证

对溃疡病的诊断，一般认为X线钡餐检查，可获较高的阳性率（85%～90%）。近年来以纤维胃镜检查，有助于X线检查之不足。如对浅小或渐趋愈合的溃疡，尤其是对溃疡性质究属良性或恶性以及合并胃炎等，纤维胃镜的检查更有价值。

但是，详细了解病史及症状，也是诊断的重要方面。根据个人肤浅经验，认为胃痛史较久，疼痛发作有周期性，冬春增剧，夏秋稍轻，并从疼痛发作时间的规律性，可推断它为胃小弯溃疡或十二指肠溃疡（或接近于幽门前庭溃疡）。特别是疼痛性质，有胀痛、刺痛、灼热痛、喜按与不喜按等，对中医辨别虚实寒热的属性，有一定的参考价值。此外，对嗳气吞酸的程度，大便的形色，亦须加以注意。个人还认为溃疡病，如无其他并发症，即所谓“单纯型”的病例，一般纳香知味，舌苔薄净，脉象濡缓，这是它的临床特征。如纳差口苦，舌苔厚腻，脉象滑数，可能是兼有胃炎或黏膜糜烂的表现。特别是当前纤维胃镜检查，更可以证实这一问题。

值得注意的是，在溃疡病病程中胃痛突然剧烈，心胸烦闷，恶心呕吐，大便色黑如漆，舌苔垢浊，脉象细数，可能是由于溃疡穿孔所致，如出血量多，亦可导致虚脱。

此外，溃疡病患者，如食欲减退，体重减轻，呕吐加频，脘胀加重，恐有恶变可能，须予警惕。

由于溃疡病是慢性经过，既可缓解，又可复发，且能恶化。在确诊基础上，将它分为3型。一为肝胃不和型：是以上腹部有不同程度的节律性疼痛，嗳气，舌苔薄净，脉象濡缓为要征。如兼现口苦，吞酸，舌苔黄燥，脉滑者，为偏热证；如痛不喜按，舌质带紫，脉弦缓者，为兼瘀滞证。二为中虚型：是以胃痛喜按，饮食生冷胃中即觉不适，或即作痛，大便常不成形，舌苔白滑、质淡，脉象细弱为要征。也有自觉胃中灼痛，夜寐不宁，舌光红少津者，属阴虚证。三为溢血型：是以面唇苍白，胃脘疼痛较剧，有呕血或便血为要征。若肢冷，舌苔白腻、质淡，脉象细弱者，属脾不统血证；其舌苔黄浊而干，脉象滑数者，属血热妄行证。这样分型辨证，虽挂一漏万，但给治疗上选方用药提供指征，有所帮助。而且各型证之间，在病程中是可以相互转化，不是固定不变的。

（三）治疗和医案

基于上述分型和辨证，对肝胃不和型，治以健脾和肝，调气止痛法，选用芍药甘草汤合旋覆代赭汤加减（芍药、炙甘草、旋覆花、代赭石、党参、白术、香附、枳壳）为基本方。取芍药、甘草敛阴缓急以和肝，党参、白术益气以健脾，旋覆、代赭降逆以收敛，香附、枳壳宽中以理气，随症加减。如属胃热吞酸口苦者，加黑山栀、左金丸或乌贝散；瘀滞而痛者，加丹参、川芎。此外，挟痰加半夏，挟食加谷芽、鸡内金等，视症选择。本型治例：患者吴某，男性，37岁，胃脘疼痛，多于食后2～3小时许而发作，吞酸嗳气，痛时肢冷形寒，得食缓解，纳尚可，舌苔薄腻，脉象濡缓，经某医院确诊为十二指肠球部溃疡。中医辨证为气阻湿滞，肝胃失调，属肝胃不和型。投旋覆代赭汤合芍药甘草汤加减。方用旋覆花9克，代赭石12克，制苍术9克，姜半夏9克，党参9克，生白芍15克，香附9克，枳壳6克，乌贼骨18克，象贝母6克，炙甘草4.5克。服药7剂，吞酸减少，胃痛减轻，但嗳气仍频，且觉胃中有灼热感，乃于原方减去苍术、半夏，加黑山栀，再服14剂，症状缓解，随访两年未复发。又如患者郑某，男性，47岁。胃脘疼痛，每于食后1小时许发作，其疼痛放散于两胁间，按之亦不觉舒，嗳气频作，鼓气肠鸣，少进糕饼，或矢气而稍宽，夜寐多梦，舌苔薄腻、边质带紫，脉象弦缓。起病已有3年余，性易怒，且自疑为癌变，情绪紧张。经某医院确诊为胃小弯溃疡。中医分型辨证，属肝气犯胃，瘀阻气滞，拟和肝健脾，活血调气法。药用旋覆花9克，川芎4.5克，生白术9克，香附9克，丁香1.2克，绿萼梅4.5克，枳壳6克，炙甘草4.5克。服药5剂，嗳气减轻，胃痛未除，乃于前方减去丁香、绿萼梅，加延胡索、金铃子等，继服30余剂，症状缓解。按此2例虽同属肝胃不和型，前者重在湿滞，后者挟有瘀阻，故用药略有差异。

对中虚型治疗，治以温中健脾，调气抑肝法，选用当归建中汤加减（当归、生白芍、桂枝、党参或黄芪、焦白术、炙甘草、香附等）为基本方，取参术益气以健胃，当归、香附和血以调气，桂枝暖中，芍草缓中。其加减法，如气虚且寒者加高良姜，或吴萸；但有大便隐血者，宜减桂枝之动血；对阴虚证，则于基本方去桂枝，加怀山药、麦冬、石斛或萸肉，取酸甘以养阴。本型治例：患者黄某，男性，58岁，职业中医。近1年来，每于食后上腹胀痛，遇生冷饮食，疼痛加剧，以致胃纳减退，泛呕白涎，大便溏泻，日1～2次，且有肠鸣，形寒肢冷，舌苔白腻、质淡，脉象细弱。患者体态素丰，且嗜烟酒。西医诊断十二指肠球部溃疡。中医分型辨证，属中虚型。由于胃气虚馁，降和失司，脾运不良，停痰成饮，治以健脾温中，和肝调气。方用桂枝 4.5 克，生白芍 9 克，党参 12 克，吴萸 3 克，当归 9 克，焦白术 9 克，姜半夏 9 克，香附 9 克，陈皮 6 克，炙甘草 4.5 克。进药 3 剂，胃中即觉温舒，疼痛减轻，能进稀粥，呕吐亦止，但大便仍溏。复诊时减去吴萸，加炮姜 4.5 克，清炙黄芪 9 克，焙鸡内金 9 克，继服 5 剂，症状明显好转。嗣后以本方自行加减，服药达 3 个多月，胃痛消失，随访两年未复发。

对溢血型治疗，治以益气摄血，温脾和肝法。方用黄土汤加减（别直参、白术、干地黄、炮姜炭、赤石脂、阿胶、侧柏炭、生白芍、黄芩、炙甘草）为基本方。取地黄、阿胶、侧柏以止血，参术益气以统血，赤石脂代黄土以固涩，炮姜代附子之暖胃，当归、甘草以和肝，黄芩以清热。但本型也有由于血热妄行，失血过多，遂成阴虚内热之证者，可于基本方减去炮姜之辛温，加用丹皮、赤芍以凉血，麦冬、石斛清热以养阴。本型治例：患者郑某，男性，38 岁。有胃痛史已 4 年余。突于晚饭后，觉胃中嘈杂不舒，当夜腹痛恶心，大便 3 次，下酱色血便，量约 400 毫升左右，即自进服三七粉，注射仙鹤草素等。翌晨诊时，症现面唇苍白，神疲懒言，肢冷，胃中疼痛不适，尚有鼓肠欲便意，舌苔中微黄，边白腻，质淡，脉象细数而弱。证属胃络破损，血脱气虚，急投黄土汤加减。方用别直参 4.5 克，干地黄 15 克，炮姜炭 3 克，阿胶（烊冲）9 克，焦白术 9 克，侧柏炭 12 克，陈皮 6 克，赤石脂 15 克，三七 4.5 克，生白芍 12 克，炙甘草 4.5 克。经服 2 剂，脘腹疼痛减轻，元气稍复，而大便仍为酱色，舌苔转糙而干，于原方减去炮姜，加地榆炭 15 克，黄芩 9 克，继服 3 剂，便色转黄，舌苔转润，脉象濡细。再于原方以党参代别直参，去阿胶、三七，加怀山药、鸡内金等，调理月余而恢复。又如患者陈某，男性，39 岁，因溃疡病合并上消化道出血而入某医院。于住院第 2 日晚，大量便血，势致休克，即转外科手术，并输全血。但术后 3 天来，仍不断下血，血压达 180/120 毫米汞柱，呈半昏迷状态，四肢颤动，曾用西药凝血质、对羧基苄胺、安络血、抗高血压药、输血、补液等，病情未见好转，乃激中医会诊。见症如上，舌苔中黑边黄而燥、质红，脉象弦数。证属血热妄行，营液枯竭，肝阳上亢，内风煽动。急投养阴凉血，平肝息风之剂，方用西洋参 9 克，羚羊角 3 克，生地黄 30 克，元参 9 克，麦冬 9 克，生白芍 15 克，地榆炭 15 克，珍珠母 30 克，三七 4.5 克，仙鹤草 30 克。服方 2 剂，血压降至 160/95 毫米汞柱，肢颤减少，下血略稀，舌苔转润、而质仍红，脉象弦滑，再于原方加丹皮 9 克，再服 2 剂，神志转清，四肢颤动已除，大便色赤转黄，苔黑退净，转为光红，脉象弦而不数，于原方减去羚羊，加怀山药 12 克，鸡内金 9 克，继服 5 剂。嗣后，营气渐复，能进流汁，改投养胃汤加减，调理月余而出院。按本例由于失血过多，营液枯涸，以致筋失濡养，肝阳亢盛，内风煽动，仿滋水之源以济阳光法，投以上方，得以转危为安。由此可见，溃疡病并发消化道出血，有现气虚不能摄血证，如郑某之例是。但是，也有血热妄行，失血而伤阴。此 2 例虽同属溢血型，由于属性不同，治法亦异。实践证明，辨证论治，确有深刻意义，值得重视。

(四) 几点体会

①胃脘痛，在祖国医学一般认为与“肝气犯胃”或“肝气横逆”有关。方仁渊说：“肝胆属木而喜升达，寄根于土。今脾胃为生冷忧思伤其阳和之气，布化转运失职，肝胆无温润升达之机，郁久而肆其横逆，侮其所胜，脾胃受克，气机与痰饮凝滞于中脘，故作痛耳”。方氏虽以五行学说立论，但他指出“肝胆属木，寄根于土”，有一定启发意义。以现代医学观点，

个人理解，祖国医学所谓“肝气”与分布于胃肠部分的植物神经的功能相近似，所谓“肝气犯胃”或“肝气横逆”，可能为植物神经功能紊乱所致，而引起胃肠器质或功能的病变之概称。否则，肝气何能犯胃？何能横逆？是不可思议的。正因为这样，所以中医对胃脘痛的病机和治疗，重视调节肝气，其意义即在于此。但胃脘痛，仅是消化性溃疡病的一种症状，其他疾病，如急慢性胃炎、胃神经痛、胆囊炎、胃癌等，也可发生胃脘痛的症状，必须加以严格鉴别，特别是观察中药对溃疡病的疗效，更需要有正确的诊断，才能作出正确的疗效评价。

②根据临床实践，个人将消化性溃疡分为3型。在肝胃不和型又分为属偏热证及兼瘀滞证；在中虚型又分为属气虚证和属阴虚证；在溢血型又分为气不摄血证和血热妄行证。值得指出，消化性溃疡不管分为若干类型，要辨别气血之盛衰，有否挟有停痰蓄瘀，气阻湿滞，是关键所在，而且为治本治标，决定主次、缓急的步骤，提供依据。如朱丹溪说：“诸痛不可用参芪白术。盖补其气，气旺不通，而痛愈甚。”而张景岳对朱氏的说法，提出了不同意见。张景岳说：“丹溪曰诸痛不可用补气，此惟邪实气滞者当避之。而曰诸痛皆然则谬矣。”个人体会，这里面就有治标和治本之不同。朱氏指的诸痛不宜用补，其症必有停痰蓄瘀，气阻湿滞之实邪为患，宜先去其实邪，亦即为急者先治其标之法；张氏指的“诸痛可用补”，是指气血虚衰而无邪实气滞之症者，宜以补益，亦即为治本之法。至于先标后本，先本后标，宜消宜补，要视病情而决定，不可偏执。

③消化性溃疡，临床上特别是门诊，以肝胃不和型为较多见。因此，我尝用芍药甘草汤合旋覆代赭汤加减为基础方，通过多年来的临床观察，疗效尚可，并且认为有旋覆之消痰降逆，代赭之收敛镇痉，配合参术芍草及香附等，调节胃肠功能，可能还有促进溃疡愈合的作用。从部分经治后多年无复发

的远期疗效病例的观察，作出上述推论，虽不一定很正确，但可作为借鉴。中虚型患者，由于近年来纤维胃镜检查的较广泛应用，上面已经提及，发现溃疡病伴发胃炎的病例较前增多。这类病例，舌苔多见厚腻，脉象滑数，口苦纳差，脘腹胀痞明显，即是上面张景岳所指的挟有邪实气阻湿滞之证，个人体会，应仿法丹溪，先以调气化湿，清其湿热，迨其舌苔转净，胀痞减轻，继治其本。见气虚（或阳虚）者，以甘温健脾；见阴虚者，以养阴益胃，分别论治。至于溢血型，消化道少量出血，于肝胃不和型或中虚型病程中，常有见到，一般于各型基本方中加入地榆、侧柏，或白药脂粉 0.6～0.9 克（吞服），二三日内均可见效。但出血量多，腹痛较剧者，必须提高警惕，以防变危。对溃疡病的治疗，药物仅是一个方面。此外，还有针灸疗法，新医疗法等，亦均有一定疗效。更重要的是注意饮食，宜少食多餐，禁食辛辣之物及防止情绪过度的激动，对控制病变的活动，促使病变好转和治愈，关系很大，值得注意。

冠心病的中医辨证和治疗

（一）祖国医学对冠心病的认识

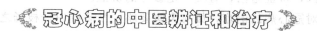

早在周秦时代的《内经》就有近似冠心病症状的记载。如《素问·标本病传论》说："心病先心痛"，指出了心痛，是心脏疾患较常见的症状。《灵枢经·厥病》说："真心痛，手足青至节，心痛甚，旦发夕死，夕发旦死。"《素问·厥论篇》说："手心主少阴厥逆，心痛引喉，身热，死不可治。"这里所说的"真心痛"，可能就是冠心病心肌梗塞，并指出了它的严重性。此外在《素问·至真要大论》还有"厥心痛"症状的记述。如严用和、李梴说："厥心痛"是内外之邪犯心之胞络，故乍间乍盛。此很似冠心病心绞痛的发作。特别是喻嘉言说："厥心痛乃中寒发厥而心痛，寒逆心包，去真心痛一间耳！"喻氏将

"厥心痛"和"真心痛"区别得较清楚。巢元方《诸病源候论·心疝候》说："疝者痛也。由阴气积于内，寒气不散，上冲于心，故使心痛，谓之心疝也。其痛也，或如锥刀所刺，或阴阴（隐隐）而痛，或四肢逆冷，或唇口变青，皆其候也"。将心绞痛的病因和症状，作了较详细的描述。

关于冠心病心绞痛的病机，《素问·举痛论》说："寒气客于背俞之脉则脉泣，脉泣则血虚，血虚则痛，其俞注于心，故相引而痛"。《灵枢经·经脉》说："心主手厥阴心包络之脉，……循胸出胁，……是动则病……，甚则胸胁支满，……心痛……"。指出心痛的发作，与分布于心包络和背俞之脉，血液凝泣，供血不足有关。

龚信《古今医鉴》说："按痛则不通，通则不痛。夫胃脘心脾痛者，或因身受寒邪，口食冷物，内有郁热，素有顽痰死血，或因脑怒气滞，……种种不同，若不分而治之，何能愈乎?"龚氏虽不专指冠心病心绞痛而言，但对治疗冠心病的审证求因，辨证施治，有其一定参考的价值。

对冠心病的治疗，如《金匮要略》瓜蒌薤白桂枝汤之治胸痹，乌头赤石脂丸之治心痛彻背，旋覆花汤之治肝着，以及《伤寒论》炙甘草汤之治脉结代，心动悸等，为治疗冠心病提供了线索。此外，如《和剂局方》的苏合香丸，《证治准绳》以大剂红花、桃仁、降香、失笑散……治疗死血心痛，《医宗金鉴》以丹参饮治心胃卒痛等，为防治冠心病，积累了丰富经验，有待今后努力发掘，加以提高。

（二）辨证和治疗

现代医学一般将冠心病分为心绞痛、心肌梗塞、隐性冠心病等类型。现根据这些分型，结合中医病因和八纲分述于下。

1. 心绞痛

（1）痰浊阻滞、气机失调证

本证一般体态稍丰，喜淡肥甘，动则气短，胸闷不舒，间或心胸痹痛如绞如刺，甚则彻背。其痛多因劳动或兴奋而发作，休息则好转。舌苔白腻，或黄白相兼而腻；脉象弦滑或弦细。可伴有血压偏高，或血脂过高，心电图可有异常或正常。治当蠲痰化湿，调气通痹。方用薤白头、瓜蒌皮、姜半夏、陈皮、香附各9克，丹参15克，生山楂肉18～30克。如心痛时肢冷形寒，脉濡缓者，加桂枝或荜拨；伴有高血压者，加菊花、川芎或葛根；伴有血脂过高者，加决明子；心悸、夜寐不宁者，加酸枣仁、柏子仁；胃酸过多者，去楂肉，加炒麦芽、鸡内金。

例1：上官某，男，46岁，干部。胸痹作痛，心悸善惊，恶闻食臭，纳差，舌苔白厚而腻，边有齿痕，脉象弦滑，偶见歇止，经西医诊断为冠心病心绞痛。证属痰浊阻滞，气机失调。给予薤白、姜半夏、酸枣仁、香附各9克，瓜蒌皮、朱茯苓各12克，远志4.5克，丹参15克，枳壳6克，生山楂肉30克。经服上方加减1个半月后，痰浊消除，痹痛减轻，胃纳转佳，舌苔转为薄净，但心悸善惊尚间有发作，改用养心汤加丹参、龙、牡等，调理3个多月后缓解。

（2）瘀滞气阻，心营不足证

本证症见心胸痹痛，多于劳动、兴奋、饱食或受寒后发作，其痛可波及大部心前区，放散至左肩胛及左臂，甚则面色㿠白，四肢厥冷，脉弦数，或兼见结代，舌红带紫，苔薄。治当化瘀活血，宁心调气。方用旋覆花、桃仁、赤芍、制香附、朱茯苓各9克，丹参15克，红花6克，参三七粉1.8克（吞）。血压高者，加夏枯草、茺蔚子、槐花；血脂偏高者，加制首乌或决明子；脉结代，加孩儿参、远志；痛时形寒肢冷，脉缓者，加桂枝；失眠惊悸者，加酸枣仁、琥珀粉；肢麻者，加豨莶草。

例2：王某，男，56岁，教授。心痛每于早晨起床后即发，其痛放射至左臂及小指，且有麻木感，日发5～7次不等，发时头晕，夜寐不安，舌质紫、苔微黄腻，脉象弦细。西医诊断冠心病心绞痛。证属血瘀阻滞，心营不足，以致“不通则痛”。拟活血化瘀，调气宁心方：丹参15克，葱管4条，旋覆花、赤芍、桃仁、香附、酸枣仁各9克，红花6克，朱茯苓、生地黄各12克，豨莶草18克，三七粉2.4克（分吞）。上方加减共服30余剂，心绞痛基本缓解。停药后，心痛未再发作。

2. 心肌梗塞

(1) 瘀凝络塞、心阳衰竭证

本证症见心痛持续在数小时至一、二日许，面唇苍白，四肢厥冷，自汗，胸痞，气急，泛呕，腹胀，舌质青紫、苔白腻，脉象沉细。血压可正常或降低。治当温阳救逆，益气活血。方用：别直参6～9克，葱白4条，桃仁、附片各9克，红花、炙甘草各6克，苏合香丸1～2粒（分2次化冲）。如舌苔薄，质红而干者，去桂枝，加生地、石斛、麦冬；呕吐带血，或大便挟血者，去桃仁、红花，加三七、失笑散；精神紧张，恐惧不安者，加琥珀、朱茯苓。

(2) 血瘀化热、伤阴耗气证

本证多在心阳衰竭证经过抢救后转化而来，出现烦躁，发热，心胸痹闷不舒，舌干少津，质仍带紫，脉象弦细或细数。治当活血化瘀，益气养阴。方用：孩儿参18～30克，麦冬、丹皮各9克，五味子9克，银花18克，丹参、失笑散各15克，白薇、赤芍各12克，苏合香丸1～2粒。

例3：钱某，男，62岁，退休工人。有冠心病病史，半夜起心胸剧痛，至晨未止，面唇苍白，肢冷，咳嗽气急，脉象沉细不匀，舌苔白腻、质带紫灰，西医诊断为冠心病心肌梗塞。证属瘀凝气滞，心阳不运，急投回阳救逆、调气通络方：别直参、炙甘草、降香各6克，淡附片、桃仁各9克，葱白4条，丹参15克，苏合香丸2粒。1剂后，心痛减轻，胸痹未舒，且觉烦躁，发热，体温38.6℃。病情转变为血瘀化热，伤阴耗气，乃改投丹参饮加丹皮、赤芍、白薇、孩儿参、麦冬、失笑散、苏合香丸等加减，经过1星期治疗，病情稳定。

3. 隐性冠心病

隐性冠心病心电图等检查有异常，但无明显的症状，这与心绞痛和心肌梗塞缓解后的表现似相共同。因此，应以滋养心肾为主，化瘀活血为辅。

（1）阴虚证

本证常有头晕目眩，心胸烦热，失眠怔忡，口苦咽干，舌质红或带紫，苔薄，脉象弦数，或带结代。可有血脂偏高，心电图异常。治当养阴宁心，活血调气。方用：孩儿参、生地黄、菊花各15克，制首乌、杞子、柏子仁、麦芽各12克，川石斛、香附各9克，麦冬、川芎各6克，丹参18克。若见失眠或梦寐不安者，加酸枣仁、琥珀；伴有高血压，手指酸痛或麻木者，加豨莶草、桑寄生；脉促而见歇止者，加龙齿、远志；脉缓而兼结代者，加菖蒲、远志。

例4：某某，男，54岁。头晕胀痛，目眩，夜寐不酣，多梦，善烦，胸腹痞闷，四肢酸软无力，左肩胛关节酸痛，口干欲饮，胃纳尚佳，大便秘结，舌苔微黄而燥，边尖质红，脉弦细带数，西医诊断为冠心病、高血压、高血脂、植物性神经功能紊乱。证属肾阴亏损，肝阳亢盛，心营不足，髓海虚衰。拟滋肾宁心，平肝活血。方用：制首乌、甘杞子各12克，川石斛、川芎各6克，菖蒲、五味子各4.5克，丹参、菊花、银花各15克，酸枣仁、怀牛膝各9克，珍珠母30克，别直参1.2克（吞）。经服上方增减90余剂，自觉症状减轻，心电图检查有所改善，血压稳定在135/85毫米汞柱，血脂降至正常范围。

（2）气虚证

本证症见短气，乏力，胸闷，胃纳不香，大便常溏，心慌心悸，舌质淡而带紫，苔薄，脉象濡细或弦缓，偶或结代。血压一般正常，心电图提示供血不足或二级梯运动试验阳性。治当益气和血，养心健脾。方用党参、怀山药、焦白术各12克，当归、茯苓、酸枣仁、陈皮各9克，川芎6克，丹参15克，广木香4.5克，肉桂1克。若脉象急促，心动悸者，加龙骨、牡蛎；合并慢性肾功能衰竭者，去当归，加生地、牛膝、仙灵脾、泽泻，或金匮肾气丸。

例5：王某，男，74岁，教师。患者心胸痞闷，上气怔忡，发时身振振摇，大便常溏，形寒，舌苔根白腻，前半薄，脉象细数，中带歇止。西医诊断为冠心病伴发房性早搏。证属脾肾两虚，心气不足。拟补心丹合妙香散加减：党参、地黄、黄芪、怀山药各12克，广木香、炙甘草、远志、石菖蒲各4.5克，丹参15克，萸肉9克，茯苓、妙香散（分吞）各9克。服上方2个月，症状虽有减轻，而上气怔忡，脉带歇止，仍间有发作，原方去菖蒲，加肉桂1.5克（饭为丸吞），继服2个多月，病情稳定。

（三）讨论

①关于冠心病的中医辨证分型，目前尚不一致。个人认为，首先要辨明虚和实的主次，为治标治本提供依据。但虚和实，是相对的，在一定情况下，二者的主次可相互转化。例如心绞痛在发作的阶段，由于瘀凝气阻占优势，那就以邪实为主，正虚为次；当绞痛消失，症状缓解时，则转以气血失调的正虚为主，而邪实为次。药后胸痹缓解，胃纳增加，舌苔转为薄净，脉转濡数，但尚有心悸善惊等证，是属心气亏损未复，乃改投养心汤加减，继续调理，得到显著进步。可见病变类型不是固定不变的。个人认为冠心病的发生和发展，由于气血失调，导致瘀阻脉络，两者之间可互为影响，造成恶性循环。所以在不同的情况下，首先要辨明虚和实的主次，同时还须结合脏腑辨证，明确脏腑之间的相互影响，这样来审证求因，对指导临床，似有一定意义。

②中医对冠心病的治疗，虽不外乎化瘀活血、蠲痰宣痹、

通阳理气、补虚扶正等法，但必须在辨明脏腑气血虚实的基础上分别主次缓急，适当选择，灵活运用，始能达到治疗的目的。根据临床实践，个人认为化瘀活血法，是一个基本方法。由于“气为血帅”，活血必须理气，如复方丹参注射液的组成，可以理解其意义。即使对那些心痛症状已经缓解，或如隐性冠心病心痛症状不很明显，虽主以补气或养阴，而活血理气之药，仍要适当加入，如纯以滋补，不顾其标，这是偏执之见。

③一般认为高血压或血脂过高症，是形成动脉粥样硬化（包括脑动脉硬化）的重要因素。祖国医学虽无这些病名，但其临床症状如头痛、头晕、头胀、心悸、失眠等，在祖国医学似属于肝阳、肝风一类范畴。至于血脂过高症，除生化检查有血胆固醇、甘油三脂等增高外，其临床症状，可有冠状动脉硬化，或伴有肥胖。《丹溪心法》说：“凡痰之为患，……为眩为晕，心嘈杂，怔忡惊悸……。”王旭高《临证医案》中风和肝风痰火门案中所说的“痰涎走络”、“风痰入络”等，近似高血压或血脂过高而导致动脉硬化症的表现。方仁渊在按语中说：“脾弱不能运化饮食精微，痰浊为风阳煽动，……轻则眩晕摇颤，重则癫狂昏仆，与中风同类。”对风痰走络、肝阳煽动的病变机理，作了发挥。对于高血压或血脂过高症结合临床实践，我认为也要辨别虚实而施治。如陈某，男，54岁。体态丰肥，胸痹作痛，大便常溏，舌苔白腻，脉象弦滑。血压140/95毫米汞柱，血脂：胆固醇370毫克%、三酸甘油脂995毫克%，心电图提示ST段低平，有慢性胆囊炎史。中医辨证，属肝郁脾弱，不能运化饮食精微，以致痰浊阻滞经络，投以消导为主的柴胡疏肝汤合保和丸加减，重用生楂肉、鸡金、麦芽、决明子等，持续服药4个多月，症状缓解，胆固醇降为200毫克%，三酸甘油脂降为152毫克%，初见成效，继服上方加减，又2个多月，恢复正常。又如本文所举例4的治疗，西医诊断为冠心病、高血压、血脂过高症、植物性神经功能紊

乱。在中医辨证，属肾阴亏损，肝阳亢盛，心营不足，髓海虚衰。治以滋肾宁心，平肝活血。方用制首乌、石斛、杞子、菊花、枣仁、丹参、三七粉等。经 3 个多月治疗，自觉症状减轻，血压稳定在 135/80 毫米汞柱，血脂降至正常，心电图检查亦有所改善。实践证明，对冠心病伴有高血压和血脂过高症，亦应审证求因，辨证论治，倘执一方一药以治疗，不从整体出发，缘木求鱼，不无缺陷，值得考虑。

④几年来，发掘出来治疗冠心病的中草药和验方单方，如毛冬青、银杏树叶、银花、丹参、三七、菊花及针灸疗法等等，有的已广泛应用于临床，有的已进行药理实验研究，取得较好的疗效。个人临床实践中发现，如三七的活血止痛，又能降脂，确有良好疗效，但长期服用，发现血红蛋白有所减低；又如菊花能扩张血管，增加冠状动脉血流量，疗效虽亦较好，但毕竟是苦寒药物，对胃湿较盛的患者，持续久服，往往引起胃中不适，食欲障碍。所以对这些独味药物或单方的应用，由于各药成分和性能有所不同，也宜在辨证的基础上，选择应用。此外，对冠心病伴有心律失常，如过早搏动，心房颤动，房室传导阻滞等等，如何能使改善，以及对它的治疗规律，有待我们继续作深入的探索。同时，对冠心病的发病机理，早期诊断，中医的分型辨证，以及各种药物的药理和有效成分等，尚要作进一步的研究。

治疗支气管扩张症9例的追踪观察

支气管扩张症，临床上以咳嗽、反复咯血等为主要表现。现代医学对局限性或范围不广的病例，作手术切除；若病灶广泛，或两侧性者，仅以内科保守治疗。我们自 1958 年开始，在门诊试用中医中药治疗，兹将其中治后已达 1 年 6 个月以上的 9 例，追踪观察，报告如下。

（一）病例资料

（1）性别、年龄、职业　男性6例，女性3例；31～35岁者4例，36～40岁者2例，41～45岁者1例，46～50岁者2例。全部为机关干部，可能与本所诊治对象有关。

（2）病因　有肺结核病史者5例（其中1例曾作肺切除术），支气管炎者2例，先天性畸形者1例，病因不详者1例。

（3）诊断依据　9例均为经其他医疗单位以支气管碘油造影X线摄片确诊的病例。

（4）发病时间　以患者开始咯血算起，1～5年者2例，6～10年者5例，11～13年者2例。本组病例中有肺结核病史者占5例，在未经支气管碘油造影证实前，其咯血是否因结核病变关系，抑或已存在支气管扩张，无从悬测。

（5）症状　全部患者均有咯血，有连续咯血达5个月者1例，每月咯血2～3次者3例，每月咯血1次者1例，每年咯血2～8次者4例。除1例咳嗽不明显外，其余8例均有不同程度之咳嗽，伴有多痰，特别是体位改变时咳痰较多。有3例伴有气急及腰背酸痛。

（6）体征　舌质红者6例，淡红者3例，苔多薄白。脉象以濡细为多，细数者仅3例。无杵状指发现。

（二）治疗方法

（1）方剂　敛肺止血膏。

组成：潞党参90克，百合120克，生地黄120克，诃子肉90克，黛蛤散120克，花蕊石120克，旋覆花90克，竹沥半夏60克，炙兜铃60克，麦冬90克，五味子30克，巴戟肉90克，陈皮45克，炙甘草45克。

制法：上药浓煎2次，取汁去滓，加净阿胶150克，三七粉24克，川贝粉45克，冰糖250克。收膏，盛于瓷罐内，放阴凉处。取药用具，必须保持清洁。

服法：每日早、晚饭后，各取膏2羹匙，以开水化服（冬季要用隔水炖热服）。每1料煎成，约可供1个月左右服用。

加减法，有肺结核者，加百部；脾胃虚弱者，加白术、怀山药；治疗中仍有痰中带血者，加茜草、藕节，或仙鹤草；气急者，去花蕊石，加海浮石、苏子；腰背痛者，加杜仲、川断。

（2）疗程　一般以3个月为1疗程，如病情较重者，可继续1个疗程。

（三）追踪观察

本组患者治后再作支气管碘油造影摄片复查者仅1例，支气管扩张情况见有好转；余8例均因咯血制止，不愿再作造影复查。为了观察疗效，1964年4月间将治后已达1年6个月者3例，治后已达3年者4例，治后已达3年6个月和4年余者各1例进行随访。全部病例，治后咯血基本制止，咳嗽、痰量亦均明显减少，体重增加。在治疗过程中坚持工作者5例，休息者4例，治疗后除1例因患无黄疸型传染性肝炎仍休息外，余均恢复工作。

（四）典型病例

例1：陈某，女性，32岁，干部。

病史：患者于1956年开始，咳嗽时轻时剧，缠绵不断，至1957年春发现咯血，每月发3～4次，每次持续2～3天，精神萎顿，稍劳即觉胸胁腰背酸痛。经某医院先后3次支气管碘油造影摄片，确诊为两侧性支气管扩张，不适手术切除，于1957年2月间转来我所门诊。

治疗经过：患者久咳不已，咯血频发，但不发热，形瘦，腰背酸痛，上楼时有轻度气急，舌质边尖红、苔黄腻，脉象细弱。即投以百合固金汤合补肺阿胶汤加减之剂，连服2个月后，咳嗽减轻，咯血周期延长，血量亦见减少。同年11月改服敛肺止血膏（药物组成见上）一个疗程，咳嗽、咯血基本控制。于1960年2月再去某医院作支气管碘油造影X线摄片检查，较前有好转。为巩固疗效，继续服一疗程而停药。

随访结果：患者因患肝炎，未恢复工作。但支气管扩张症治后已达 4 年，咳嗽、咯血基本控制，体重亦增。

例 2：杨某，男性，35 岁，干部。

病史：患者于 1959 年因右肺结核，行手术切除术后，虽经休养，至 1960 年春出现大量咯血，经某疗养院及北京某医院支气管碘油造影 X 线摄片，确诊为右肺支气管扩张，于 1960 年 12 月间转来我所门诊治疗。

治疗经过：患者形瘦神疲，咳嗽气急，痰多色黄而黏，咯血时止时发，舌质红，苔白腻，脉象细弱而数。肺络受伤，气阴两虚。即以敛肺止血膏加入菟丝饼、杜仲、杞子等补肾益精之品，续服 2 个月，至 4 月间停药，参加半日工作，同年 9 月间恢复工作。

随访结果：1964 年 4 月 16 日随访，据诉经治后 3 年来咳嗽、咯血完全消失，作报告 2 小时，亦无异常感觉。

（五）讨论

①支气管扩张症多由支气管肺炎、肺结核、肺气肿等肺部疾病而诱发。根据中医理论，肺为娇脏，久咳不止，肺气不敛，伤及血络，以致气血受伤，阴精内耗，这是形成本病的主要机理。张景岳说："不知咳嗽咯唾等血，无不有关于肾也，何也？盖肾脉从肾上贯肝膈，入肺中，循喉咙，挟舌本。其支者，从肺出络心，注胸中，此肺肾相联，而病则俱疾矣。且血本精类，而肾主五液，故凡病血者，虽有五脏之辨，然无不由于水亏，水亏则火盛，火盛则刑金，金病则肺燥，肺燥则络伤而嗽血，液涸而成痰，此其病标固在肺，而病本则在肾也。苟欲舍肾而治血，终非治之善者。第肾中自有水火，水虚本不能滋养，火虚尤不能化生，有善窥水火之微者，则洞垣之目，无过是矣。"由于张氏这些理论的启发，并遵循《内经》"散者收之，损者益之"的治则，以化痰敛肺止血益肾为治疗主要的立

法。“敛肺止血膏”，就是依照上述立法的意旨，从古方百合固金汤、补肺阿胶散、丹溪咳血方等，化裁而组成的。

②现代医学对支气管扩张症的诊断，是以支气管碘油造影为主要依据。判断疗效，似亦应以治后的支气管碘油造影作对照。本组仅1例治后再作造影复查外，余8例均因咯血制止，不愿再作造影检查，虽不能肯定中药治疗本病对病理状态改变的结论，然从此次随访结果来看，9例的主要症状，如反复咯血、咳嗽、气急等，基本消失，恢复了工作，初步说明中医治疗本病，有其一定的作用。但其疗效机制如何，尚待积累较多资料，作进一步研究。

③根据临床实践的体会，中药剂型与疗效关系甚大。过去多用一般药剂，长期给药，患者甚感厌烦，且每日给药1剂，所需药量甚多，而效果亦不甚满意。经过摸索后，改用膏滋制剂，每一疗程，节约药物二分之一，又不受每日煎药之累，服用便利，而且大大地提高了疗效。至于疗程长短与疗效的关系，与姜春华氏等的报导（《上海中医药杂志》1960.3），有着同样的体会。在治疗过程中，对有上呼吸道继发感染、或胃肠道急性炎症疾病，中途一般停药，先治其新病，嗣后继续治疗，这是暴病不可荏苒、沉疴不可速瘳的“治主以缓，治客以急”的方法。同时，我们还发现，饮酒、剧烈运动、过度情绪激动等，亦往往影响疗效，必须加以注意。

（本文承李启谦医师协助随访观察，谨此致谢。）

对胆囊炎辨证论治的探讨

胆囊炎有急性和慢性之分。慢性的，亦有反复的急性发作。它的临床表现，一般有不同程度的发热、倦怠、胃纳减退、大便不调，或现黄疸，并有较明显的右胁下胀痛。从这些临床表现来看，它与祖国医学的“胁痛”、“胆胀”、“癖黄”等的证候相近似。

在中西医密切合作下，对经西医确诊为胆囊炎（包括急性和慢性）的病例，根据中医辨证论治原则来治疗，尚有一定的疗效。现将经治病例选择其较典型者，作为分型辨证的示范，借以探讨中医对本病辨证论治的规律。

（一）文献复习

《素问·缪刺论》说："邪客于足少阳之络，令人胁痛不得息"。少阳经为胆所属，其经络分布于胸中，贯膈络肝；其直者，从缺盆下腋，循胸，过季胁。所以《灵枢经·经脉》说："是动（指足少阳经病变的意思）则病口苦，善太息，心胁痛，不能转侧。"又《灵枢经·胀论》说："胆胀者，胁下痛胀，口中苦，善太息"。指出了胁下疼痛，善太息，口中苦为足少阳经病的主症。巢元方《诸病源候论·癖黄候》说："气水饮停滞，结聚成癖，因热气相搏，则郁蒸不散，故胁下满痛，而身发黄，名为癖黄。"巢氏认为在胁下满痛的同时，出现黄疸，称为癖黄，其症征与胆囊炎似更接近。他还指出气水饮停和热气相搏，郁蒸不散，是癖黄的成因。这给我们在临床上"审证求因"提供了线索。

对胁下满痛或胀痛的辨证，过去医家是有一些争论的。例如：李梴、方贤、王肯堂等，多以左肝右肺的学说，认为右胁作痛，属怒火死血；右胁作痛，属食痰七情。惟张景岳有其不同的见解。他说："……若执此说，则左岂无气，右岂无血，食积痰饮，岂必无涉于左乎？古无是说，此实后世之谬谈，不足凭也。然则在气在血，何以辨之？但察其有形无形，可知之矣。盖血积有形而不移，或坚硬而拒按；气痛流行而无迹，或倏聚而倏散。若食积痰饮，皆属有形之证，……亦无非由气之滞，但得气行，则何聚不散。是以凡治此者，无论是血是痰，必皆兼气为主，而后随宜佐使以治之，庶得肯綮之法，无不善矣"（见《景岳全书·胁痛》）。这些经验，使我们对胁下满痛的辨证和施治，有了较多的依据。

（二）辨证分型和治法

1. 辨证和分型

我们以胆囊炎病变过程中较明显的病征，作为分型的标志。并在此基础上，来辨别其寒热虚实的属性，以供临床治疗及探测预后的参考。

（1）癖黄型　本型以有明显的黄疸（黄疸指数在20单位以上）为主症，或有恶寒发热，或但热不恶寒，右季肋下及胃脘满痛，口苦纳减，甚则恶心呕吐，小溲赤，粪色淡。其属热性者，舌苔黄而偏干，边尖质红，脉象浮滑或滑数；若热盛伤阴，则皮肤枯燥，舌现红绛，脉象弦细带数；若舌苔白腻，脉象濡缓，胸痞，口不渴，则属湿痰内滞之证。本型较多见于急性期，但亦可见于慢性期的急性发作。

（2）胆胀型　以右胁下隐痛及胃脘胀满为其主症。其与癖黄型所不同者，为无黄疸出现，其他症状，一般亦较轻。但是，其症状表现具有忽轻忽重，反复发作的特点。本型若兼脾虚湿滞者，舌苔白腻或中后微黄，脉象濡细，腹泻和便秘常交替出现；若兼肝气郁滞而化火者，舌苔黄糙、边尖质红，脉象弦数，口苦咽干，善怒易烦；其因肝郁气阻而血结者，则胁下肿痛较为明显，舌苔或白或黄腻，舌边可带有青紫色，脉象弦滑而数。本型较多见于慢性经过。

（3）疝痛型　以右胸胁及胃脘剧烈疼痛为主要症状。同时，可伴有寒热，轻度黄疸，四肢厥冷，恶心，吐涎沫，饥而不欲食，大便秘结或下痢，小溲黄赤。其因胆道蛔虫病所引起的，有吐蛔，舌苔黄腻不匀，舌面上（偏于两侧）现有边缘带圈的小白点，脉象沉紧；若因胆石所诱发者，舌苔白腻，脉象弦紧，多发于夜间。

2. 治疗方法

根据辨证论治的原则，以舒胆疏肝、调气解毒为其治疗大法，拟订基本方剂，随症加减。

（1）基本方剂　柴胡、黄芩、郁金、枳壳、升麻、元明粉、败酱草、炙甘草。

（2）加减法

①癖黄型：一般加茵陈、黑山栀、茯苓、桃仁。热胜者，加苦参、龙胆草，或银花、连翘；湿痰内滞者，加厚朴、苍术、半夏、陈皮；热邪伤阴者，去柴胡、升麻，加鲜生地、麦冬、元参，或鳖甲。

②胆胀型：一般加香附、川芎、木香。兼脾虚者，去元明粉，加党参、白术、陈皮；气阻血结者，加当归、赤芍、桃仁、红花。

③疝痛型：一般去升麻，加延胡索、川楝子、炙乳没。因胆道蛔虫病者，加仲景乌梅丸；因胆道结石者，加鸡内金、金钱草。

（三）典型病例

1. 癖黄型

例1：何某，女性，60岁。患者于1960年5月间，突感上腹部胀痛，恶心呕吐，继即发热达40℃，间日而作，曾服西药奎宁、苯巴比妥等无效，症状加剧，现巩膜黄染，乃入某医院。西医诊断为急性胆囊炎。经治后症状仍未改善，自动出院，至本所治疗。

现症：形瘦神疲，鼻下如烟煤，面目遍身悉黄，色暗晦，体温39.5℃，右胁下有痞块，拒按而作痛，腹壁紧张，饮食入口则吐，大便秘结，小溲短赤，腰背疼痛不能转侧，舌苔前半光绛而干，中后黄糙，脉象弦细而数。

辨证：湿热之邪和气血互结于肝胆之络，热化伤阴，液涸血滞。

立法：育阴清热，疏肝舒胆。

处方：生鳖甲、鲜生地、银柴胡、归尾、生白芍、桃仁、炙乳没、延胡索、枳壳、全瓜蒌、茵陈、黑山栀、生甘草。

服上方3剂后，身热即退，大便得通，痞块疼痛亦轻。复诊时以原方加党参，去乳没，连服13剂，黄疸退净，精神好转，惟腰痛未除，乃于原方去茵陈、山栀、瓜蒌，加杜仲、牛膝、桑寄生，继服15剂，痞块消失，腰痛亦止。追踪观察2年余，均属正常。

例2：王某，男性，39岁。阵发性寒热，出现黄疸，伴右上腹部疼痛，每隔12～15日发作1次，已达半年余。化验检查：白细胞28300，中性93%，淋巴7%；小便尿胆素阳性；总蛋白及白/球比值正常，黄疸指数35单位，凡登白反应直接、间接均阳性，脑絮（＋），硫酸锌浊度9单位，胆固醇200毫克%；胆汁培养为大肠杆菌。先后在某医院等住院4次，诊断为慢性胆囊炎急性发作。

现症：近数月来，先时觉腹中隐痛，旋即寒热往来，继而出现黄疸，口苦，恶心，胃纳减退，大便在发病时出现白色，多便秘，小溲黄赤，舌苔中后微黄带浊、前半白腻，脉象弦滑。

辨证：湿遏热伏，胆腑不净，邪气久稽，胃失降和，证属少阳阳明同病。

立法：化湿清热，舒胆和胃。

处方：柴胡、黄芩、茵陈、黑山栀、升麻、元明粉、郁金、枳壳、败酱草、厚朴、半夏、甘草。

服上方30余剂后，基本控制了反复发作，继以原方去厚朴、茵陈，加党参、当归等，连服100余剂，体重增加10斤，恢复工作。追踪观察3年，身体健康。

按：以上2例，虽均列入于癖黄型，然其病变性质有所不同。例1是邪从热化，伤阴劫液，故宗温病热邪入营之治法，主以育阴清热。由于患者右胁下尚有压痛之痞块存在，正如张景岳所说："盖血积有形而不移，或坚硬而拒按"。这是血积气滞之明征，故又不得不以调气活血之药，直捣巢穴，以消其痞，这是一种攻补兼施法。所谓攻者，攻其痞；所谓补者，救其阴。换句话说，亦是整体与局部相结合的辨证施治法。例2发病虽达年余，然湿热之邪，始终在气分留连，故以化湿清热、舒胆和胃之剂。经服药30余剂，病变得以控制，继进补益以巩固疗效。本例病变反复发作，其所以得能控制者，可能与方中具有升清降浊，即解毒和利胆作用的升麻和元明粉，有着密切的关系。

2. 胆胀型

例一：徐某，女性，36岁。恶寒发热，每月发1～2次，经常右胁下及胃脘胀痛，食后更甚，肝肿肋下2厘米，胃纳不香，大便多稀溏已达年余。经某医院检查和治疗，诊断为慢性胆囊炎、迁延型传染性肝炎。

现症：面色㿠白无华，形寒肢冷，并有轻度咳逆，右胁下胀满而痛，胃纳不香，大便溏薄，日1～2次。近半年来，每隔半月，有1次寒热往来，经1～2日后即自解。平素有少量白带，月经量多色淡。舌苔左侧质薄、中及右侧白腻，脉象细弱而缓。

辨证：气血素虚，湿热之邪，乘虚而袭，客于肝胆，以致木邪侮土，脾运不良。

立法：补中益气，扶脾疏肝。

处方：别直参、炙黄芪、当归、柴胡、升麻、白术、郁金、败酱草、萸肉、仙鹤草、茯苓、陈皮、炙甘草。

服上方加减40余剂后，寒热控制，大便正常，胃纳亦增，右胁下胀痛减轻。2个月后，再至某医院复查，认为胆道活动已趋正常，肝肿亦缩小1厘米，质软。

例2：陈某，男性，34岁。1961年春曾患黄疸型传染性肝炎，疗养6个月后恢复工作。1962年2月又感乏力，食欲不振，恶心呕吐，伴有上腹部胀痛。肝上界在第七肋间，下界在锁骨中线下1.5厘米、胸骨旁线3厘米、剑突下3厘米，质软有压痛。化验：血色素11.5克；红细胞345万；白细胞6，000；分类：中性78%，淋巴22%，血小板15万；硫酸锌浊度9单位；血清谷丙转氨酶13单位。十二指肠引流液：淀粉酶25单位，培养有柠檬色葡萄球菌。西医诊断为慢性胆囊炎、传染性肝炎（恢复期）。由于病人对抗菌素过敏，转中医治疗。

现症：午后微热，体温约在37.4℃左右，头常眩重而痛，口苦，右胁下及胃脘胀痛，且放散于背脊，大便秘结，舌苔薄腻、边尖质红，脉象弦滑。

辨证：木郁化火，内舍其合，胆腑不净，以致气阻血结，升降不利。

立法：疏肝舒胆，调气和血。

处方：柴胡、黄芩、黑山栀、紫地丁、桃仁、红花、郁金、升麻、元参、枳壳、炙乳没、败酱草、元明粉、炙甘草。

服上方12剂后，右胁下及背脊疼痛减轻。但十二指肠引流液培养仍为阳性，乃于原方中减去桃仁、红花、炙乳没，加银花、连翘、龙胆草、苦参等，继服14剂，复检转为阴性，微热亦除。再以原方加减，连服20余剂，一般症状消失，肝肿缩小为1.5厘米（胸骨旁线及剑突下），仍在继续观察中。

按：例1虽为肝郁胆结，但脾运不良，气血俱虚。故宗“见肝之病，知肝传脾，当先实脾”的方法，采用补中益气汤，加入败酱、郁金等，扶正以驱邪。例2是木郁化火，气阻血结的实证，故以疏肝利胆，调气活血之剂，先止其痛，继而加入大量解毒之品，以净其邪。按此2例，虽属一虚一实，然均系肝胆俱病，与细胞感染有关，所以方中都有疏肝舒胆与解毒之药，相互配合，是异中存同之处。

3. 疝痛型

例1：陆某，女性，54岁。自1961年4月间起每隔3～4

月，发胸胁及胃脘疼痛1次，且伴有寒热，吐蛔，间现轻度黄疸，因此，引起情绪不安，善怒易躁。在最近半月前，又因胸脘剧痛吐蛔，入某医院，经培养十二指肠引流液，有大肠杆菌。诊断为胆道蛔虫病、慢性胆囊炎。在症状基本控制后，转中医治疗。

现症：面目微黄，胸痹且痛，喉中窒，欲泛呕，心中撞热，善太息，甚或悲伤欲哭，口苦纳减，大便秘结，午后尚有微热，舌苔中微黄、边白腻（舌面上尚见虫点），脉象弦细带数。

辨证：蛔入于膈，胆道不净，湿热互结，气机窒塞，以致胃失降和，脏躁内动。

立法：疏调肝胆，和胃安蛔，继佐甘缓，以平脏躁。

处方：薤白、瓜蒌、柴胡、黄芩、半夏、苏叶、香附、枳壳、茵陈、山栀、茯神、仲景乌梅丸。

服上方7剂后，黄疸消退，微热亦净，胸痹略舒，胃纳转佳。继以原方减去茵陈、山栀、瓜蒌、薤白，加入甘草、怀小麦、红枣、败酱草、郁金等，服药40余剂，观察至今已5个多月，未再发。

例2：李某，男性，35岁。1961年5月间，突发胃脘及右季肋疼痛，伴有轻度发热，每隔40～50天反复发作1次，肝大在肋下2厘米，神疲乏力。1962年4月间又因上腹部剧痛，而入某医院，诊断为胆道结石、并发慢性胆囊炎。由于患者不愿手术而转中医治疗。

现症：面唇苍白无华，心悸善惊，右胁下胀满，按之微痛，胃纳不香，舌苔薄腻，脉象细缓。

辨证：胆石久结，木郁侮土，以致脾不散精，气荣两损。

立法：益气补血，散结消坚。

处方：当归、黄芪、白术、陈皮、柴胡、升麻、鸡内金、郁金、枳壳、茯神、金钱草、败酱草、炙甘草。

服上方出入加减达 60 余剂，面唇转红润，胁下胀痛减轻，停药后继续观察 3 个多月，胁下疼痛未复发。

按：本型 2 例，均为胆道梗阻继受感染而并发慢性炎症。例 1 为蛔虫病所引起，兼有湿热互结未净，气机窒塞，以致胃失降和，脏躁内动。故在安胃驱蛔的基础上，配合疏调肝胆，宣化湿热之药，为其治疗立法之要旨。迨黄疸消退，胃纳转佳，继佐甘缓之剂（甘麦大枣汤），兼治其脏躁，始使病情逐步缓解。例 2 为胆石所诱发，且兼有脾不散精，气荣两损之证，寓消于补益之中，使病变得以控制。

（四）几点体会

①为了正确观察中医对胆囊炎的疗效，必须充分运用现代医学的各种检查，明确诊断，俾使我们能在辨证论治的前提下，结合病因治疗，以肯定和提高疗效。

②胆囊炎的临床表现，从中医“六经病候”分类的角度来看，似以“少阳病候”为其主要症征。但是，在它的病变过程中，大致尚有以下几种病候同时出现。例如：瘅黄型，其兼“阳明病候”者，多属脾湿阻滞之证，或中气虚馁之候。胆胀型的辨证，在审别整体的虚实和寒热外，应注意观察气血之机能，特别是胁下有肿痛者，其因血积或气滞，更为多见。疝痛型，当其发作之际，多呈“厥阴病候”，寒热互见。但其症状基本控制之后，亦宜分别虚实以论治。

③据临床初步体会，具有清热解毒功能的药物，如升麻、败酱、苦参、黄芩、银花、连翘等，和疏肝舒胆药相互配合，对胆囊炎之因细菌感染所致者，疗效尚称满意。但是，对慢性经过的病变，特别是体虚者，需要扶正以驱邪，始能奏效，否则疗效不甚明显。此外，值得提出的，在个人临床治疗中，应用升麻和元明粉的场合较多，用量亦较重（升麻一般用 6～9 克，元明粉用 6～12 克），初步认为有一定疗效。但对某些个别患者，在服用升麻过程中，往往于胸腹或四肢部出现皮疹，

且有作痒，一经减去升麻，即自消失，是否为药物过敏反应，尚待进一步研究。

扶正法在肿瘤化疗过程中的临床应用

肿瘤是一种多发病、常见病，严重地威胁着劳动人民的生命。目前，现代医学对肿瘤的治疗，有手术疗法、抗癌化学药物疗法、放射疗法、免疫疗法等。这些疗法，对各种肿瘤的应用，在其病程中均各有其适应与不适应的指征。特别是化学药物（包括某些植物提炼药）的应用，已被临床工作者作为必选的疗法。

但是，目前国内所应用的抗癌化学药物，不论为烷化剂、抗代谢剂、抗菌素或植物提取药等等，在临床应用过程中，或多或少地会损害人体的正常细胞，使治疗中断，不能达到预期的治疗计划和目的，这是临床工作者经常所遇到的一个难题。

近年来，广大中西医药人员除了积极地在祖国医药学的宝库中努力发掘和寻找抗癌有效的中草药、单方和验方外，与此同时，对现代医学抗癌化疗药物，在应用过程中对机体所带来的损害，要如何弥引其缺陷的问题，也引起充分的重视。

（一）扶正法治疗肿瘤的理论依据

肿瘤种类繁多，发生部位不一。在祖国医学来说，大部病变，似属于症积、恶核……之类范畴。对它的治疗，早在《内经》就提出了“坚者削之，结者散之，留者攻之”诸法，所采用的药物如：䗪虫、蛴螬、蜈蚣、斑蝥、硇砂、雄黄、狼毒、南星等等，其性能虽不若现代抗癌化学药物之毒烈，然亦有其一定的毒性，长期或大量服用，也能损伤正气，所以有“大聚大积，其可犯也，衰其大半而止，过者死”的经验教训。由于有这些经验教训的关系，嗣后，张洁古提出了“养正积自除”；张景岳提出了“除积之要，知在攻补之宜”。就是说，治疗肿瘤一类疾病，不专恃含有毒性攻伐的药物所能见效，在某些情况下，也要用补益的药物以扶正，或攻补交替应用，以达其治疗的目的。

徐灵胎说：疾病之人，若元气不伤，虽病甚不死；元气或伤，虽病轻亦死。表明中医认为生命的存亡，与元气的充沛和损伤有着很大的关系，所以须重视保卫元气。现代医学应用化学药物治疗肿瘤，它的主要指标，首先考虑白细胞计数，一般不低于4000/立方毫米；其次，如肝、肾、心、肺的功能无明显损害者，可作为接受化疗的对象，否则，不宜应用。即使在已应用化疗，如疗程中发现白细胞减少，脏器功能损害，也会迫使中途停药，这与祖国医学所谓“大毒治病，十去其六，……无使过之，伤其正也。”有其相似的意义。

基于上述，提出了扶正法在肿瘤化疗过程中的应用（包括放疗或术后）。同时，由于受近年来肿瘤免疫疗法进展的启发，中医扶正法的应用，不仅对化疗药物的影响而引起的白细胞减少，脏器功能损害，起到保护和恢复的作用，可能还有加强自身免疫机制，以发挥其自身免疫治疗的作用。这有待于我们作进一步的探索和验证。

（二）扶正法的分类及其适应证

扶正法就是补益法，也就是“损者益之，虚者补之”的意思。其药物一般分为益气、补血、养阴、温阳四大类。

肿瘤，从它的病变本质来说，是一种实证。但就患病机体来说，脏器功能可以由实至虚。也就是当患者的精气被耗夺的时候，就会出现虚象。尤其是采用化疗，虽各药的毒性有轻重不同，机体对药物的反应性亦有所差异，但都或多或少地会促使机体受到不同程度的损害，导致正气虚衰。所以对肿瘤的诊断和治疗，我认为要辨病和辨证相结合，也就是要注意不同部位的肿瘤所引起的各种不同的相应症征外，还要观察患者的全身状态，如：精神、营养、脏器代偿功能、气血盛衰等，用以辨别正邪的虚实，为制订治疗计划，采取攻补的先后主次的措施，俾有所遵循。

扶正法的药物既有益气、补血、养阴和温阳之别，故其适应证亦有气虚、血虚、阴虚和阳虚的不同。

常用的益气药有：太子参（或用红参或别直参）、黄芪、虎杖、白术等。它适应于气虚证，主要表现有：头眩，短气，肢体酸软乏力，饮食乏味，舌苔薄腻，脉象濡细。血象检查，可有白细胞减少（一般在4000/立方毫米以下），血红蛋白、血小板在正常范围或稍有减少。

常用的补血药有：熟地、首乌、鸡血藤、当归、黄精等。它适应于血虚（或称营血不足）证，主要表现是：面唇苍白，头晕，耳鸣，心动悸，自汗或盗汗，舌质淡，隐隐而带青紫，苔白腻或淡黄，脉象虚大带数。血象检查，可伴有白细胞、血红蛋白明显减少等。

常用的养阴药有：鳖甲、龟甲、地黄、天冬、石斛、女贞子、元参等。它适应于阴虚证，主要表现是：两颧泛红而色不鲜泽，头眩或胀痛，五心烦热，口干带苦或衄血，舌质红，或中有剥痕，苔黄糙，脉象弦数或细数。血象检查，可伴有白细胞和血小板减少，血红蛋白基本正常。此外，可能伴有肝、肾功能损害（如血清总蛋白减少、电解质紊乱）等。

常用的助阳药有：补骨脂、仙灵脾、附子、鹿角片、肉桂等。它适应于阳虚证，主要表现是：面色㿠白，精神萎顿，身有寒象，肢冷，溲清，便溏，舌质淡、苔白滑，脉象细弱或虚大带数。血象检查，可有白细胞、血红蛋白、血小板明显减少。

从临床具体患者来看，上述各类药物适应证中，表现为单一的证型者固有，但以气血两虚，或气阴两虚的互见证型较多。因此，对各类药物的应用，亦要根据病情作适当的配合，始能达到扶正祛邪的目的。

值得提出的，中医治疗恶性肿瘤不外乎攻邪与扶正两种方法，在与西药化疗结合治疗过程中，则应以扶正为主。然在临床上，往往习惯于加用一些有抗癌作用和改善症状的中草药。由于目前临床所常用的治疗肿瘤的中草药，大部分未作过有效成份的分析与药理实验，很可能有我们认为是扶正药，而实际上是具有抗癌作用，也有可能我们认为是有抗癌作用的一些药物，而实际上具有扶正的功能的。这些情况，已有发现。但是，我认为在应用扶正法时，对那些毒性较大而有明显抑制造血功能的中草药，还应尽量避免，以免影响扶正药的作用。

（三）临床应用扶正法的病案举例

例1（气虚证）：陈某，男，61岁，干部。

患者于1972年4月因胃窦部癌，在北京某医院行胃及大网膜切除术，继以5-氟脲嘧啶治疗，中途检查血象，白细胞3500/立方毫米，血红蛋白9.5克，大便隐血试验阳性，于是停止化疗。7月份开始转中医治疗。当时肤色苍白，体态略瘦，短气，乏力，夜寐不酣，食后脘腹胀满不舒，且欲嗳气，有时呕吐一、二口苦水后感觉舒适，腹壁平软，舌质淡红、苔薄腻，中部有豆大剥痕，脉象细弱。证属胃癌术后，阴络受伤，中气虚馁，降和失司。治宜益气调中，拟旋覆代赭石汤加减。药用旋覆花、姜制半夏各9克，太子参（有时改用别直参）、炒苡仁各30克，焦白术、代赭石、地榆炭各12克，夏枯草、虎杖根各15克，苏叶、香附各6克，炙甘草4.5克，红枣6个。服上方加减20余帖，自觉食后脘腹胀满已减，嗳气泛呕亦稀，大便隐血试验弱阳性，继以原方减去苏叶、香附，加当归、炒白芍，调理月余，检查血象：白细胞4600/立方毫米，血红蛋白10.5克，大便隐血试验转阴，自觉症状明显减轻。于10月间再接受西药化疗，以氟脲嘧啶、喜树硷等交替应用，先后达3个疗程，尚称顺利。但在化疗期中，仍坚持服用上述中药，如遇有白细胞降至4000/立方毫米以下时，即将太子参易朝鲜参数剂，白细胞即能回升，观察至今，病情缓解。

例2（气虚证）：项某，女，46岁。

患左乳房癌，于1972年11月在某医院行切除术，继以西药塞嗒哌治疗，中途因白细胞减低在3000/立方毫米左右，自觉乏力而停药。于1973年1月服用中药治疗，当时颜面轻度浮肿，鼻尖隐现黯黑色，头晕，短气，肢体酸倦乏力，胃纳不馨，经事已断，大便常溏，舌质微红、苔薄腻，乳房术后，局部无其他异常感觉。证属脾运不良，气虚不能生血。治宜健脾益气，散结软坚。方用：太子参、清炙黄芪各18克，苍术、白术、萸肉、茯苓、黄药脂各9克，炒苡仁30克，怀山药12克，虎杖、夏枯草各15克，红枣6个。服上方加减40余帖，食欲振，乏力减，2月底再检血象，白细胞回升至4600/立方毫米，血红蛋白11克，继以化疗和放疗，能顺利地完成了预定的治疗计划。

例3（气血两虚证——瘀滞血枯）：刘某，男，18岁，农民。

患者自1973年8月以来，常有头眩，鼻衄，微热，咳嗽。同年12月经检查骨髓：原粒细胞89%，早幼细胞7.0%，确诊为急性粒细胞性白血病。以西药长春新碱、6-MP、环磷酰胺、强的松等联合化疗，经3个疗程，骨髓象未见好转，周围血象，白细胞仅450/立方毫米，血红蛋白3.6克。于12月31日开始加用中药治疗。当时面色皖白，眩晕，动则心悸，自汗盗汗，精神倦怠，腿膝酸疼，皮肤无出血点，舌质淡带灰，苔白腻，脉象滑大，重按无力。证属血枯瘀滞，正气已损。治宜补血益气，佐以消瘀。拟桃红四物汤加减：当归、红花各9克，川芎6克，熟地、太子参、鸡血藤各30克，丹参、虎杖各15克，补骨脂12克，红枣6个。并输血400毫升。经服中药10贴后，血象：白细胞1800/立方毫米，血红蛋白6.6克。

精神亦明显好转，继续接受联合化疗和上述中药，至1974年1月19日再检血象：白细胞4300/立方毫米，血红蛋白12克，血小板17万；骨髓象：原粒细胞1.5%，早幼细胞1.0%，缓解出院。

例4（阴虚证）：郑某，男，40岁，干部。

患者于1973年3月临床诊为胃小弯溃疡，在某医院行胃次切除术，3天后病理报告为胃腺癌Ⅲ级。从4月5日开始以长春新碱、丝裂霉素、噻嗒哌、氟脲嘧啶、喜树硷、以及麻疹疫苗、脊髓灰质炎疫苗等治疗。患者在病程中常自觉肝区隐痛，夜寐不酣，经检查肝功能，惟总蛋白较低（5.6克），余均正常。自6月始加用中药治疗。当时除上述症状外，并有头晕，咽干，食后脘宇略有胀满，舌质光红，脉象弦数。症属脾阴受伤，肝失濡养。治以养阴益气，调脾和肝。方用：太子参（或改用朝鲜参3克），女贞子、生苡仁各30克，生鳖甲18克，川石斛、怀山药、生白芍、酸枣仁各12克，生地黄、天冬、石见穿、夏枯草各15克，当归、枳壳、郁金各9克，麝血丹（分吞）4.5克。经用上方加减治疗时，先后连续接受3个疗程的化疗。因患者怀疑第一次手术不净，经要求于11月在某医院行第二次手术，清扫大网膜和淋巴结，并将胃体和五组淋巴结作病理检查，未发现癌细胞。血象除7月23日白细胞减少至2950/立方毫米，旬日后即上升至4150/立方毫米，肝功能：总蛋白以后始终保持在6.0～6.5克之间。

例5（阳虚证）：黄某，男，62岁，干部。

患者自1973年2月间发现无痛血尿，时止时发，于4月间入某医院，经膀胱镜检查，确诊为膀胱癌，行手术切除，继以噻嗒哌治疗，中途因白细胞减少而停药，5月转中医治疗。当时面色苍白，形瘦神疲，头目眩晕，腰酸，跗肿，溲后遗沥，舌质淡、苔白腻，脉象细弱。膀胱肿瘤，反复溺血，精不化气，肾阳虚损。治宜补肾温阳。方用：熟地、赤小豆各18

克，菟丝子、薜苈果各15克，补骨脂、茯苓各12克，鹿角片、陈皮各6克，怀牛膝、当归各9克，白毛藤30克，红枣6个。服上方加减3个月，至1974年5月复诊，体重增加，诸症消失，已能参加半日工作。

（四）讨论和体会

①扶正法主要是用药物（也有用针灸或其他外治法）来补充机体的气、血、津液、精等的不足，调整或改善某些脏器和组织的生理功能，并提高机体的抗病力，以达其祛病邪的作用。恶性肿瘤虽是一种实证，但就患病机体来说，由于病变的发展，必然会耗动气血，以致正气虚衰。特别是采用化疗过程中，由于药物毒性的影响，更易促使患者陷于虚弱，不能继续接受化疗。因此，对于补充气血，调整和改善脏器和组织生理功能、提高抗病力的扶正法，就有其应用的必要，而且这也是走中西医结合道路、取长补短的正确方法。

②从本文所举的一些病例来看，在用抗癌化学药物过程中所表现的虚象，虽分为气虚证、血虚证……，但都不是绝对的，较多的是气血两虚。就是从中医补益的方剂来看，虽有参术苓甘汤、保元汤之主以益气，四物汤之专以补血，然在这些方剂基础上所组合和化裁出来的方剂，如归脾汤、八珍汤、十全大补汤、人参养荣汤、右归饮、河车大造丸……，一般都具有气血并治、阴阳兼顾的作用，这亦体现了“气血同源，阴阳互根”的意义。至于临床上究竟以益气为主，补血为辅；或以补血为主，益气为辅，从多从少，要灵活掌握，根据具体病情而决定。值得提出的，就是在应用扶正法的同时，除加用一些抗癌药外，要结合病变部位、组织类型的不同肿瘤所相应引起的局部症状，加入对症的药物，如肺癌加用宣肺祛痰药，胃癌加用理气畅中药，肝癌加用疏肝利胆药，肠癌加用导滞宽中药之类，对改善症状，减少痛苦，可能起到一些较好的辅助作用。特别是不适应于抗癌化学药物治疗的病例，更需要以此种

联合的复方来治疗。

③文献报导认为中西医结合治疗恶性肿瘤，较之过去单纯以西药或中药治疗的疗效大有提高。问题是如何结合得更理想？个人初步体会，恶性肿瘤对经用手术治疗的病例，特别是年老体弱者，不宜即用化疗，应以中药扶正法加用一些对症药物，调理一段时间，待正气恢复，再考虑应用化疗。例如陈某，胃癌术后，即以氟脲嘧啶治疗，中途因白细胞减少而停药。通过扶正法治疗，症状改善，然后继续接受化疗，能顺利完成疗程。又如项某，乳房癌术后，未经中药调理，即以噻嗜哌治疗，中途亦因白细胞减少而迫使停药。这些情况，在临床上是较常遇到的，对于这些术后不久的病例，需要先补后攻。另外一个问题，就是在化疗过程中，中药是否可以暂时不用或同时并用呢？我认为中西药是可以同时并用的，不过中药的重点可放在扶正方面，适当配佐一些对症的药物，以改善症状。对那些所谓抗癌的中草药，可以少用或暂时不用，这对维护正气，或许能起到未雨绸缪的作用。例如郑某，胃癌术后，在短短 7 个月中，连续接受了 3 次大剂量的化疗，而且反应轻，疗效好（第 2 次作大网膜扫除术、5 组淋巴结及胃体病理检查，均未找到癌细胞），这与患者长期服用扶正的中药，可能有关。至于化疗间隔期或停用期，为了巩固疗效，延长缓解期，可根据病情采用攻补兼施法，即在扶正的同时，选加抗癌的中草药，组成方剂，借以控制病变和提高机体的抗病力，可能有所帮助。以上措施，很不成熟，还有待于今后临床实践中逐步改进和提高。

④脾胃是后天元气之根本，人体营养，惟赖脾胃的健运，来熟腐水谷，化生精微，营养周身百骸。就以药物战胜病邪来说，亦需胃气以敷布药力，才能发挥它的应有作用。所以有“安谷则昌，绝谷则危”的说法。拿恶性肿瘤的患者来看，也是一样的。例如张某肝癌，经剖腹探查，曾一度出现黄疸，经

中西医药结合治疗，患者消化功能一直良好，每隔二、三天能啖甲鱼 1 只，至今已两年余，腹壁肿块虽未消失，但已能参加全天工作。又如郑某胃癌，8 个月中先后 2 次手术，并还接受大剂量化疗，而其可喜者，就是胃口始终良好，得以缓解。所以患者消化功能是否良好，与预后有密切关系。因此，对扶正法的应用，特别是那些滋阴或补血的药物，虽有补益作用，但药性黏滞，长期服用，腻膈碍胃，而胃气受损的患者，往往有“虚不受补”的缺陷，故更需要保护胃气。因此，在应用时应注意“养阴不碍胃”，“补气不壅中”。否则，就会影响继续服药，不利于整个的治疗。